中井久夫と考える患者シリーズ 3

統合失調症は癒える

中井久夫 監修・解説

ラグーナ出版

統合失調症は癒える——目次

カバー作品タイトル／灯台と舟
木彫・写真　クロヌマタカトシ

はじめに

精神科医　森越まや

精神科医・中井久夫先生（以下中井）とラグーナ出版をつなげたのは、統合失調症と本である。中井は、統合失調症を「医師としての生涯を賭けた対象」であり、「憧れを抱くもの」と書く。一方私たちは、統合失調症の患者たちと本を作っている。

私は一九八七年に精神科医として働きはじめてから、折にふれ中井の著作を開いた。その言葉はいつも心にあって仕事や人生の指標となり、私を励ますものだった。本を通して何か最良の力を与えられる思いだった。

二〇〇五年、ラグーナ出版の活動を始め、最初の単行本『風の歌を聴きながら』（東瀬戸サダエ著）を刊行した。統合失調症を抱えた著者が、二十二年の入院生活と退院後の友人との共同生活の喜びやつながりを、深くあたたかな言葉と短歌で綴った半生記である。この本の書評を、中井は「ああいいよ」と引き受けてくれた。

その書評で中井は、著者の「統合失調症は私の財産」という言葉に注目して、病気を財産としたのはその人の人となりであって、「真珠を真珠貝が育てるのにも似て病気が人を育てることもあるのだ。そのような素質をもっと多くの患者が秘めていて引き出されるのを待っているに違いない」と書いた。

それから私たちは、患者とともに中井の言葉を読み、語り合い、文章の一つひとつから生き抜く力を学んでいる。中井に私たちの試みを伝えると交流が始まり、その対話をまとめたものが本シリーズである。

本書では、「治療」と「治療関係」をテーマとした。

中井が本書で述べる通り、治療の目標を、症状を引き起こすに至った「発症以前の状態より、より安定した状態に至ること」とすると、「治療」は病院の中ばかりではなく、むしろ家庭や学校、職場といった地域生活の場へと広がっていくであろう。それに応じて「治療関係」も、医療者と患者という関係ばかりでなく、日々の暮らしの中の人間関係にあると考え、編集をすすめた。そして会議を重ねるうちに、「よい治療とは何か」という問いは「よりよく生きるとは何か」へと変わっていった。

中井は、「僕は楽観的な医者として見られているかもしれないが、絶望の味も知っているのです」と語ったことがある（私談）。ある患者は「病気になったとき将来はないと絶望したけれど、その先に違う未来があった」と語った。統合失調症は完治する人もいれば、さまざまな症状を抱え続ける人もいる。〝絶望〟は「治す」ものでなく「癒やす」ものであろう。治療の視点を暮らすことや生きることにおいたとき、目標となったのは〝希望〟である。「統合失調症は癒える」という表題には、病の経験と実感が込められている。

第一章「統合失調症は癒える」は、治療について中井にインタビューし、中井の著作から補足して総論とした。また、中井が治療者と家族に向けて行った講演録を収録した。

第二章「統合失調症の経験」は、小社で働く星礼菜と竜人（ともに仮名）が執筆した。ここで竜人について記したい。出会いはラグーナの始まりに遡る。当時彼は激しい急性期症状の中にあって、私が勤務していた精神科病院に入院していた。彼がメモに綴る病の体験は、圧倒的な力を持って私たちに迫ってきた。言葉を集めるうちに、「病の体験を言葉にして生きる力に変えよう」という思いに多くの人が集まり、ラグーナ出版の活動がはじまった。

竜人が、自らの体験を幻覚とか妄想などといった精神医学の専門用語ではなく、自らの言葉で定義しなおした彼の仕事は『統合失調症体験事典』（ラグーナ出版、二〇一二年）という本に結実した。「この病気になると精神の古層にまで沈む」と竜人は言う。彼はいまだにさまざまな症状と向き合いながら暮らしている。命がけで精神世界に飛翔し、日常世界と行き来しながら、自分と「声」との戦いのなかで何が起きているのか、その意味は何なのか、正しさとは何か、自分はどこから来てどこに行くのか、そして自分はいったい何者なのかと問い続ける。そこから生まれてくる言葉の数々は研ぎすまされて本質を突き、命にとってほんとうに大切なものを教えてくれる。私は、自分がどのようにあり、どのように生きるかを、竜人をはじめ「考える患者」たちから学んでいる。

第三章「統合失調症の治療」は、各治療の概論とした。昨今再び電気ショック療法が行われるようになったことを慮り、電気ショック療法についての小節も掲載した。考える患者たちと話すとき、この療法を受けたことが後々までも深く心に影を落としていることを実感するからである。
第四章「信頼と希望を育む治療関係」は、中井の臨床作法を切り口に患者の経験に基づく対話を通して、よりよい治療関係を探っていく。

本書には医療者に向けた臨床作法や家族へ伝えたいこととして掲載した内容もあるが、医療で指標とするものは患者自身や家族、周りの支援者に共有されるべきであり、福祉や地域で治療に関わる方々にも役立つものだと思う。「癒やし」を育む手だてはさまざまあり、その一つの方法として本書から読み取っていただければ幸いである。

長野県南信病院の近藤廉治先生（以下近藤）にも寄稿していただいた。

近藤は中井を精神科に誘い、中井は「こういう人が精神科医なら精神科医になってもいいな」と考え、京都大学ウイルス研究所から東京大学附属病院分院の神経科に移る。中井は近藤の治療を「人好きのするように治ってもらう」「心の生ぶ毛を大切にする治療」[一]として高く評価している。

南信病院は昭和四十七年開院以来、全開放病棟である。家族と定期的な面会や外泊を約束し、本人には洗濯や買い物など自分のことは自分でこなすようすすめ、看護スタッフは代理作業を行わない。患者同士で協力し合って外出するスタイルはまさにピアサポートの先駆けだ。近藤は「精神科病院に対する暗いイメージを払拭し、病院と患者さんの偏見を取り除くことを目標としてきた。精神医学を明るく楽しい、若い医学徒が憧れるような科にしようと思ったのである」[二]と書く。私は南信病院を二度訪ねたが、臨床の現場ですぐに応用できるような知恵にあふれていた。南信病院の経験を多くの方々に知ってほしいと願っている。

第一巻、第二巻に引き続き、転載を快諾してくださったすべての出版社に感謝いたします。本書で使用したテキストの選定、加筆修正の責任はすべて森越にあります。中井久夫の治療思想に関心を持たれた方は、各章に文献を明示しましたのでぜひ原典をお読みください。

著作の使用を許可してくださった山口直彦先生、草稿のやりとりに協力してくださった中井先生の秘書様、編集会議に参加していただき、原稿や表題についてご指導いただいた胡桃澤伸先生、解説のご寄稿をいただいた近藤廉治先生に深く感謝いたします。また、本シリーズの読書会を開き、ラグーナにもご来訪くださった沖縄オリブ山病院の横田泉先生はじめ読書会メンバーには大変励まされています。感謝いたします。

中井先生には、いつも変わらず大変なご尽力とお時間をいただき感謝申し上げます。また鹿児島までご来訪いただきました際にご支援、お見守りくださいました中井玲子先生、神田橋條治先生に感謝申し上げます。また、本シリーズには読者の方々から数多くの言葉が寄せられています。心より感謝申し上げます。

最後に、これまでお会いしたすべての患者さんたち、ご家族のみなさまのおかげでこの本が生まれました。深く感謝いたします。

引用文献
（一）中井久夫『最終講義――分裂病私見』みすず書房、一九九八年、八三－八四頁
（二）「患者さんからの千羽鶴のお見舞い」『南信州新聞』二〇一七年四月二十日

補記　中井久夫先生来訪について

第三巻の作業が緒に就いた、二〇一六年九月、中井久夫先生がラグーナをご訪問くださった。神戸から新幹線に揺られて来てくださった。先生の体調が万全でないこともあり、ラグーナ出版に併設する診療所の小さな待ち合いでラグーナのメンバーだけで先生をお迎えした。その稀有な経験は、本来ならもっと多くの方々と分かち合いたい思いであったが現実的に叶わず、これからの私たちの仕事でお伝えしていきたい。

先生は一人ひとりの患者と向き合い、丁寧に話を聞いて、言葉をくださった。その場の空気は澄んで、「意識が自由に宙を漂う感じ」を実感した。先生は、面接で相手の心の底にある気持ちをくむことが大切といわれるが、皆の晴れやかな笑顔を見るうちに、患者たちも先生の気持ちをくんだ

のだと思った。

先生の面接は、「向き合う人自身の謙虚な精神性が問われる」とかねて語っておられるように、礼節を保ち、人として相手を尊敬するという姿勢に貫かれていた。自分自身の「わかったつもり」を疑い、「あなたのために」という傲慢を諫める。病という大仕事をしている人を労い、その暮らしを励ましたい気持ちが礎にある。

「治療とは、ともに病みうる人間として、症状とよばれる霧の奥にあるその人自身と向き合い、人としての尊厳を再建する作業である」という先生の教えをあらためて考えた。先生の面接の傍らで、自然治癒力を信じるということは、患者自身の自然治癒力と、向き合う人の中にある自然との波長を合わせる共同作業ではないだろうかとも考えた。先生はヴァレリーの言葉を引いて「人はその人自身に向き合うほどにしか、他人と向き合えない」と言われる。問われるべきは自分自身の在りようである。

先生の研究の始まりは、当時混沌とした病とされていた統合失調症に目鼻をつけることであったという。私たち一人ひとりがそれぞれの病に、人生に、目鼻をつけて、晴れ晴れとした日々の暮らしを目指したい。

第一章

統合失調症は癒える

中井久夫

本章は、統合失調症の治療と治療関係に関する言説を、中井へのインタビューと著作からまとめたものである。

第一節は、森越が中井にインタビューし、中井の寛解過程論に沿って治療者の役割をまとめた。

第二節は、「統合失調症患者の回復過程と社会復帰について」『精神神経学雑誌』（八十六巻十二号、一九八四年）を底本とし、治療者が行うべき治療の原則を再録した。

第三節は、「家族の方にお伝えしたいこと」『二十五年のあゆみ』（特別寄稿、兵庫県精神障害者家族連合会、一九九二年）を底本とし、治療関係における家族の役割を再録した。

一　説き語り　回復への信頼と希望　中井久夫×森越まや

治療とは

森越　先生は、『治療文化論』（岩波書店、二〇〇五年）の冒頭に、

「治療文化とは、何を以て治療とし、治療者──患者関係とはどういうものであるか。患者にたいして周囲の一般人はどういう態度をとれば是とされ、どういう態度をとれば非とされるか。その社会の中で患者はどういう位置をあたえられるか。患者あるいは病いの文化的ひいては宇宙論的意味はどのようにあたえられるか。あるいは治療はどこで行われるべきで、それを治療施設というならば、治療施設はどうあるべきで、どうあるべきでないか、などの束である。いいかえれば、この種の無数のことがないまぜになって、一つの『治療文化』となる。

逆に、ある個人が、どういう時に自分を病者、患者とし、なにを治療として受けいれるか、なにをもってなおったとするか、どこまで耐えしのべるか、時にはどこで満足するか。以上は先の定義の裏返しの等価表現である」

と書かれました。ここに、治療に関する命題が網羅されていると思います。治療とはどのようなもので、治療関係とはどうあるべきか、ということですが。

中井　「べき」は強すぎますね。

森越　はい。本書では、「こうあるべき」という既成概念をいったん捨てて考えていきたいと思います。

中井　そうですね。概念は考える道具となって絶えず新しい形になってあらわれるものですから。

森越　まず、統合失調症の治療に何が最も必要とお考えでしょうか。

中井　治療を貫いて最も必要なものは「自然治癒力への信頼と自己尊厳の回復」です。足もとを照らすために必要なことを最小限一つだけ挙げるとすると、「健康な睡眠と、安心して休める環境」だと考えます。

人間は、自然に健康へと向かう傾向を持っています。このことを患者につげることは患者の悲観論をおさえ、治療への士気を高めるでしょう。患者も周囲の人も、自然治癒力への信頼を基底音のように持ち続ける必要があると思います。

どのような場合でも患者の尊厳を損なわないことが最重要です。身体的破壊性とならんで心理的な破壊性をも推しはかり、社会的・個人的尊厳を破壊しないよう心掛ける必要があります。病があろうとなかろうと、人は自尊心を失うと相互的な対人関係を維持することが難しくなるものです。

自尊心の再建は治療の重要な鍵だと思っています。

森越　治療に重要なことは「自然治癒力への信頼と自己尊厳の回復である」ということを念頭において、お話を伺います。

まず、統合失調症の経過の大筋をたどりたいと思います。

先生によれば、統合失調症は突然起こる病気ではなく、準備状態として余裕の時期、無理の時期、焦りの時期の三つの前段階があるとされます。それは、一応健康な「余裕の時期」から、一念発起して一つのことに集中する硬い構えの「無理の時期」が続くと、緊張や不安がほどけず、やがて社会や家族からも孤立して八方ふさがりとなり、焦燥感がつのって心身の失調が起こる「焦りの時期」へ、ここで引き返せずに不眠不休の状態が続くと、時にはほんの些細なことが引き金となって急性精神病状態の発症につながると述べておられます。

この発病の前に、便秘や下痢、めまい、頭痛、微熱などの自律神経系の乱れから身体病まで、さまざまな体の不調が起こりえます。また同様に、発病後急性期を抜けるときにも体が揺れる。この急性精神病状態をはさんで、発病と回復の入り口で起こる体の不調を、それぞれ「発病時臨界期」「回復時臨界期」と名付けられました。壁を越えるときに必ず身体症状が起こる、と。発病時臨界期からポテンシャルの壁を越えて急性期に入り、急性期を抜ける回復の前にもう一度体の不調が起こる回復時臨界期を越えて、回復期に入るという経過です。もちろん、どの時点で精神医療が関わるかで経過も変わってくると思いますが。

中井　精神科には、幻覚や妄想など統合失調症に多いと思われている症状が出現してから来られる場合が多いかもしれませんね。

急性精神病状態は人間の体験するもっとも苦痛なものだと私は思います。意識とも睡眠とも違う第三の状態というような夢幻様体験もあれば、世界が一望のもとに収まったという確信に満ちた感じ、あらゆるものがいっせいに叫び出す混沌、たった一人で未曽有の世界に放り出されるような感覚でしょうか。言葉にならないというか、言葉を超えた体験です。一般に、幻覚妄想などを統合失調症の特徴と考えて診断するわけですが、患者が実感する病の体験と診断学的特徴とは同じではありません。もっとも強烈な統合失調症体験は恐怖であると私は思っています。

森越　先生は急性期を「一生に何度もないとても重要なとき」とされ、患者に対して周囲ができることは「一時のことだ、本当は大丈夫なのだ」と安心安全保障感を送り続けること、言葉で癒やすことはできないとしても、そっとそばにいて、病勢が鎮まるのを待つこと、とされました。

急性症状が鎮まった後、精神症状と入れ替わるように身体症状が出現する時期が来ます。これを先生は回復時臨界期と名付けられました。すなわち「身体全体が病を担いはじめる時期」であり、回復期への入り口であるとされています。このあたりから回復期について教えてください。

中井　回復前期、臨界期の動揺がおさまると、突然さめた人のようになり、本人にも病気の体験を語る余裕が生まれます。症状を語るので悪化と思われがちですが、自ら体験を語ることは悪化ではありません。しかし無理に聞き出してはいけません。

急性期の未曽有の体験のあとに、深い消耗感、抑うつ感を感じ、やがて「繭に包まれた感じ」ともいうべき感覚が生まれます。周りの世界から保護されているような、隔離されているような、はっきり感得できない感覚でしょうか。よかったりわるかったり、揺り戻しを繰り返しながらしだいにおさまっていくのですが、社会との接点を感じながら近づけない、何周か遅れて運動場を走っているような寂しさを覚えるのも急性期が収まって回復に向かうこのころです。人間的に非常に孤独で、きわめて不安定なこの時期を、人孤独に過ごさせてはいけません。この時期は自殺の再危険地帯です。

やがて回復後期になると、自律神経系はゆるやかに調和的になっていき、一日のリズムも整い、消耗感や集中困難も消失していきます。この時期の大きな指標は季節感の回復です。未来を予測しようと努力し、不安なく過去を回想して一つの連続した物語としてとらえることができるようになります。しだいに余裕感を維持でき、突発的事態への対処も可能になります。ベールに保護されたような「繭に包まれた感じ」が消失すると、この後、無防備に外界の刺激を受けることになります。このため再発防止が重要課題です。

再発防止には、疲れをそのままにしておかないこと。患者自身が身体に耳を澄ませ、疲労感や虫の知らせといった感覚を感じとり、自分の状態をとらえられることが大切です。あせりやゆとりのなさは、硬くこわばる筋肉感覚でも自覚されるかもしれません。疲労感や睡眠不足感が分からないで生活するのは、メーターのない自動車を運転するのと似ています。回復につれて、家族との再統合、生活基盤の拡大、さまざまな対人的あるいは社会的活動が取りもどされ、生活を味わう余裕がでてくるのです。

森越 先生は「統合失調症は本来治りやすいものであるけれども、それを妨害する要因が時には非常にたくさんある」と書かれました。「本来治りやすい」とは、どのようなことでしょう。

中井 統合失調症に限らず、精神の疾患は、自然回復力がそうとう強く働く病であると私は思います。ただし、自然回復を邪魔する内的外的要因も多くあるのです。その結果、経過が遷延したり、自己免疫疾患のように自然回復力自体が新しい病的展開を生む、という事態も起こってくると思います。

森越 幻聴や妄想も自然回復力の一部である、という考えですね。

先生は、自然回復力を働かせるためには、治療に「養生」を念頭におく必要があり、「精神医療は、救急医療を除いて、『養生』を大きな目標とする」と書かれていますね。「養生」とは建築学の言葉で「コンクリートがうまく自然に固まるまで保護する方法」である、と。そして、コンクリートを「病」に入れ換えて、「養生」とは、自然回復力が働いて自然に固まるように保護する方法であり、一気に治療するのではなく長期にわたって回復過程に関係し、患者主体であって医師はこれを援助するという含みがある、と書いておられました。

中井 そうですね。「養生」が目標とするのは、できるだけ自然回復力に有害な要素を除き、悪循環を発動させないようにし、生活を無理のないものにして、病をもっとも後くされのない、もっとも良い形で経過させることです。一気に「とにかく治す」のではなく「やわらかく治す」。「ソフトな回復」を目指すことです。

森越　「とにかく治す」のではなく「やわらかく治す」とは、どのようなことでしょう。

中井　「とにかく」症状を取り去れば回復だと考えることは単純すぎます。幻覚や妄想を持ちながら社会で成功している人もたくさんいますが、彼らは不安と恐怖をそれぞれの方法で克服したのだと思います。不安と恐怖が減少すれば、幻覚や妄想はその深刻さをうしなっていくものですから。

「ソフトな回復」「やわらかく治る」とは、自尊心を損なわず、豊かな感受性や心の繊細さをすり減らさないで回復していくことだと考えています。回復の途中、特に急性期は私が「易傷期」と名付けたほど周囲の影響を受けやすく、心が傷つき、萎縮しやすい時期です。症状を取り去ろうとするあまり、彼らの豊かな「心のうぶ毛的感受性」まで失ってはいけません。治療者は、面接や治療においてこれを残すように配慮する必要があります。

「ソフトな回復」は一見見栄えはしなくとも、長期的にみて生活の質を上げ、再発を防ぎ、再発した場合も前回よりも軽く経過させ、この再発から学ぶことによって成長するという含みがあります。患者自身にとってはゆとりのもとに自由に自己決定ができ、周囲との折り合いよく、暮らしを楽しむことができるような状態でしょうか。患者自身がもっとも望んでいるものは「心の平和」であると私は思います。

森越　「心のうぶ毛」は一般には少し分かりにくい言葉かもしれませんが、精神科で仕事をしていると、患者さんたちのとても温かな心の機微を感じます。

中井 他に言いようがないので、私は「心のうぶ毛」と呼んでいますが、統合失調症を通過した人の繊細さ、やさしさ、人への敏感さのようなものと言いましょうか。周囲にやわらかさを伝え、周囲の人をも感化して、共感されるもの、彼らにとっては人生を味わい深く感じさせてくれるものです。この「心のうぶ毛的感受性」を残していれば、こののち彼らが社会の荒波を乗り越えていくときに人を引きつける力となって、生きることを助けるはずです。社会で生きる上で不器用な人と言われても、能率や生産力より人好きのするその純粋さを高く評価する人が社会の側には必ずいると私は思います。

君のところの本（『風の歌を聴きながら』東瀬戸サダエ、ラグーナ出版、二〇〇九年）の書評に書きましたが、著者は「統合失調症は私の財産」といえるような治り方をしました。向日性のある、人好きのする人ですね。「心のうぶ毛的感受性」とはそのようなものです。

森越 統合失調症が「やわらかく治る」可能性を先生に教えたのは、患者さんたちの絵画であったそうですが。

中井 そうです。回復過程において描かれた患者たちの絵画のやわらかさ、自然さ、意味深さでした。当時私は、発病過程に比べて回復過程を記述したものがほとんどないことに気がつき、それは、回復過程には患者の言葉が少なくなって、あまりものを語らなくなるからではないかと考えました。発病過程は未曽有のことの連続ですから、患者は何とかそれを言葉にしようとします。回復過程はそれらがいつしか消えてゆき、心身の力が消耗から立ち直る過程ですから、語ることが少なく、また語ろうとする心の中からの圧力が弱くても当然でした。

そこで、私は絵画療法を併用することにしました。絵を描くことを治療の一部に盛り込み、その場合も患者には断る自由をはっきり伝え、態度で示しておきました。

やがて私は、回復過程を時間的にあとづけることができるほど、絵が変わっていくことに気がつきました。そして、何よりもまず驚いたのは、これまでの「患者の絵」として発表されていた、生気がなく、硬く、時には装飾過剰で、総じて奇妙な印象を与える絵とは全く違う絵が描かれたことです。それは自然な絵でした。時にいじけた絵ではあっても、すべて〝感じられる絵〟、じーっと見ていると分かってくる絵でした。そして患者の説明はしばしば切ないほど肌身に迫るものがありました。

絵のかたわらで患者の言葉が次第に育ってゆきました。それは私の精神科医としての生涯の中でもっとも感動的な、快い驚きの体験のひとつでした。考えてみれば、孤独な環境でひとりで描いている絵は壁に向かってのひとりごとであり、治療の場で描く絵はメッセージであり、語りです。違うのが当然でしょう。

森越　心のうぶ毛をすり減らさないために、どのような配慮が必要でしょうか。

中井　治療者は、心のうぶ毛を失わない配慮を、治療を貫いて持ち続けることが大切です。まず、患者の言動の基底にある気持ちをくもうと心掛けることでしょう。私は、患者がほんとうは何を望んでいるか、何を望んでいないかを絶えず考えていました。それは、待っているとそのうちに分かってくるものであると思います。その中には、少し変形すれば、現実の中で充足できるようになるものも決して少なくありません。

そして、患者に無理を強いず、安心安全感を送り続けること、患者の自己尊厳を確立していくこと。自己尊厳を一人で確立することはできませんから共同作業が必要です。共同作業の第一歩は、症状にとらわれず、治療という大仕事に向き合っているその人自身を見ること。私は患者を尊敬しています。

回復期、生活を取り戻しつつあるときには、ハプニングに開かれることが重要です。私たちの上には日々宇宙線のようにハプニングが降り注いでいます。それは運であったり、出会いであったり、偶然としかいいようのないもので、これをどうつかまえ、生かすか。患者がハプニングに開かれた目を持ち、それを活用できることが長期的に重要なのです。入院生活にはどうしてもハプニングが少ない。患者はただでさえ大問題の解決を求め、日常から遠く離れてしまいがちです。治療の場の対話がハプニングに希望を見いだし、日々の暮らしに目を向ける触媒のようであればよいと思います。

慢性期においても、「心のうぶ毛」、ある繊細さ、向日性とでもいうものが感じられるようになることが、非常に重要なステップではないか思います。それは、おそらく患者の自然回復力の表現であるとともに、他の人間の善良さを引き出す生命的能力です。医師としての課題は、患者の心のすさみを、あるいは萎縮を、どのようにして和らげ、うるおすかということです。私に言わせれば、それは、人間であることさえも超えて、すさんだ生命、萎縮した生命を回復させる機微が確かにあって、それを忍耐づよく、しかし晴々とした気持ちを失わずに行っていくことであろうと思われます。

森越 心のうぶ毛的感受性を維持するために、患者自身ができることがありますか。

中井 患者自身が心身の感覚を感受し自覚することが回復に役立つと考えます。アメリカの精神科医サリヴァンは、患者に期待できることの一つとして次のようなことを挙げました。

まず、ぼんやりとした身体感覚を意識に上らせること。疲労感や緊張感、しんどい、くるしい、ゆとり、などの自覚。それから、ぼんやりとした思考感覚を意識に上らせること、「予感」「徴候」などを言語化できること、何か嫌な感じがするとか、虫の知らせとか。

このような感覚を意識できるようになると、心身からの警告に注意を払うことができ、再発の防止にもなるであろうと思います。治療者が日常的に身体診察を行うことで、共同作業のように、患者の関心を身体に向けていくことができるかもしれませんね。

森越 家族や支援者はどのようなことを目標におけばよいでしょうか。

中井 医療においては、問題は何かというのが問題なのです。ゲームや戦争と違うのはこの点であって、相手は患者でも、病気でもないと思います。病気さえ「敵」ではないと私は考えます。病気も広くは「身のうち」です。問題は相手や敵ではなく、目標であろうと思います。

「症状を消す」というよりも、「バランスを取り戻す」という目標はどうでしょう。「統合」は「まとまり」であり、「失調」は「バランスが崩れる」という意味ですね。考えのまとまり、情のまとまり、意志のまとまり、「知情意のまとまりを回復する」という目標は、「幻覚や妄想をなくする」というよりもはるかに分かりやすく、共有しやすいであろうと私は思います。

それと、病気の前よりもっと良くなることを目指したいですね。病気の前というのは、どこか病気の種を含んだ危うい状態を秘めたものです。ですから、元のように治るというより、もっと広いところに出たい、と考えます。糖尿病だって高血圧だって、生活習慣は病気の前より良くなっていなければならないですね。特に精神科では全人的な生活が問題ですから。

森越　病気の前より良くなるとは、どのようなことを目安にすればよいでしょうか。

中井　まず安定でしょう。病気の前より安定した状態をめざすことです。それからゆとり。ゆとりとは心の自由性を実感したものです。あせりやゆとりというのは患者に通じる言葉ですから、回復の尺度としても有効です。改善よりも安定を優先し（しばしば現状維持が業績）、ゆとりを作ってためる、「ゆとりがあってすぐなくならない状態」を目指すことです。

森越　回復の先にある「安心して病気が治れる条件」を考えなくてはなりませんね。

中井　病気は不幸なことですが、世の中には病気以上の不幸も多いことを精神科医は忘れがちです。病気が治ればもっと過酷な運命が待っている人はたくさんいるのです。そういう人が積極的に治ろうという気を起こさないからといって責めるのは心ないことでしょう。むしろ安心して病気が治れない要因をつかみ、患者には「分かっているよ」というサインを送り、どうしたら安心して治れるかを考えてみることです。

患者のおかれている事情をじっくり聞いてから、思わず、「なるほど、それではあなたが安心して治れないのも無理はありませんねえ」とつぶやいたあとに、逆に症状が消失し、健康に向かっての歩みがはじまったことがありました。理解されるということが、いかに人間の心身の健康に力のあるものかを示すものでしょう。

森越 先生は、回復を邪魔するものの一つに、治療者や周囲の人の悲観的な見方があるとして、「周囲が悲観的か楽観的かで患者の予後が大きく異なる」、そして、「医者ができる最大の処方は希望である」と繰り返し書かれてきました。

中井 今はそれを書いたときよりも、もっと悲観的ではなくなりました。

ある事態を予言することによってその事態の実現性を高めているのに、そのことに気がつかないで、かえって予言の正しさが裏付けられたと思うことは治療者が陥りやすい落とし穴です。

もともと、だんだん悪くなるという経過を想定して悲観論があるわけですが、そのような経過ばかりではありません。統合失調症の暗い予後像を持ってしまうのは、医師の情報提供の仕方にも世間の風説によることもあるでしょう。また入院などでは、重症の患者の姿に自分を重ね合わせたとしても無理のないことです。身体病であろうと精神病であろうと治療に不可欠なものは、患者、家族、治療者・支援者の士気です。暗い先取りは、予想以上に治療を妨げる要因になっており、妨害性があると思います。

一般的に人は、悲観的な考えに流されがちです。悲観的な思いが強い場合は、無理にでも楽観的に考えられないかどうか、その可能性を探ってみるのがよいと思います。

森越　「自然治癒」「自然寛解」は、自分でも気がつかないうちに回復しているという感覚でしょうか。

中井　いつの間にか気がついたら大問題でなくなっているということではどうですか。

自然治癒を含む予後の良さは、薬物到来以前にも存在しました。『世に棲む患者』（筑摩書房、二〇一一年）を私が書いた時、私は自分が一時期治療者であった患者の経路の多様性を述べましたが、精神科医にかからずに世を棲みとおした患者の数は予想以上に多かったのです。

こういう「自然寛解」「自然治癒」の方々で、精神科医や大学教授、優れた企業家となった方々もいるのです。世に活躍しておられる方は、得てして「精神力で治した」と信じがちです。しかしこれは、予後がよく、生活運がよかったこともあるでしょう。この精神力主義は、本人や周りの人の困難なときに「精神力不足」であるとさまざまな強化訓練を強いたりする、これは悲惨な事態につながりかねません。本来は回避できるはずの悲劇です。

治療者ができるであろうこと

森越　治療者は、回復のためにどのようなことができるでしょうか。

中井　登山で例えると、回復は山を下りるときに似ています。私は、病気になる人を「遭難しかけたときに山頂のほうに向かって避難しようとする人」にたとえたことがあります。病が始まったとき、患者はすでに山頂にいます。登りに力を使い果たし、疲れはてて、道は尽きています。目標を見失って、当人にとっては四方が断崖の絶頂にいるのです。治療者は患者と山頂で出会い、どこに次の一歩を踏み出せばよいかをともに探りながら、安全に麓まで寄り添う役割だと思います。回復の道で患者を一人孤独に歩かせてはいけません。

森越　先生は治療関係の中で、「治療の合意をとる」ことの重要性をくり返し述べられました。今お話をうかがって、回復の道で次の一歩を踏み出すことを治療者が決めるのではなく、患者自身が選ぶ、という意味でも治療の合意が重要であり、患者自身が主体的に選択できることは回復の一つの目標であると感じました。

中井　そうですね。治療とは患者、家族、治療者との共同作業です。呼吸が合わなければ治るものも治らない。そのためには、患者との会話が成立しないと思われるときでも治療の合意を得るために努力し、合意の後も微調整しながら維持していくことが必要です。私は、治療契約ではなく、治療への合意を問題にしているのです。

森越　これまで先生は、精神科治療者のありよう、患者に向き合う姿勢について書かれてこられました。『精神科治療の覚書』『看護のための精神医学』など先生の著作は、私たちの世代の必読書であり、臨床作法ともいわれます。

近年は新薬も出され、病院の機能評価、診断や治療のマニュアル化など医療の現場は変わりました。しかし、患者に向き合う姿勢は変わらないと思います。治療者や支援者がどのような心持ちで向き合うことが大切と思われるか、教えてください。

中井　基本的なことですが、まず第一に、人間としての礼節です。

人としての礼節は、「語る」よりも「示す」事柄であると私は思います。例えば、診察時に立って出入り口、あるいは待合室まで迎える。私はどの場合にも、スピーカーは使用せず、名を呼ばず、目配せで、あなたの番だと示すようにしてきました。

治療者と患者は本質的に不平等なもので、この不平等性を少しでも小さくする努力が必要です。「だれもが病人でありうる、たまたま何かの恵みによっていまは病気でないのだ」という謙虚さは、ともに生きる社会の人間の常識であると思います。

二つめは、余裕をもって波長を合わせられることです。相手に波長を合わせて話したり行動することは、一般の対人関係でも重要なことです。「余裕のあるほうがないほうに合わせる」のが対人関係の原則であり、椅子のどちら側に座ろうと、「治療者」は「患者」よりも余裕が大きくなくてはいけません。逆は悲劇です。

よく眠り、頭を「ブラブラ」にして（自由にして）、できるだけ予想外の事態に対応できることが余裕でしょう。

三つめは、身体診察をきちんと行うこと。統合失調症の確実な回復の指標としては、医師側は、しばしば患者が「病識」を持つことが必要だと思い込みがちですが、それよりも、「余裕感」のような、身体感覚、存在感覚、自由に行動できる感覚などの多次元的な感覚を含む、広義の「一般感覚」が重要であると思います。

私は、統合失調症は多面的に身体と関係していると思いますし、精神科の治療とは不可視的なさまざまな身体の治療であるといってもよいかもしれません。

身体は、表現するものであり、生命感覚（気力）の源泉であり、徴候の明滅する深淵です。徴候の明滅は、たとえば病の始まりの際に、あるいは気象の急変の際の身体変化によく感じられるものでしょうし、「肩こり」や「冷え」が表象される場です。

私は舌を診たり脈をとったりと古典的な身体診察をしていました。身体診察は患者との関係をよくし、薬をちゃんとのむ率も上がったと思います。医者としての作法でもあります。話をきいただけで身体を診ず処方するというのはおかしな行為です。

顔色や表情の動き、女性の場合には髪型やお化粧や服の色やコーディネーションも重要です。さらに、回復の初期に、いろいろな身体的動揺や、薬物副作用の増強や、悪夢がみられることに気づきました。時にはほんとうの身体病も起こります。身体の中で何か大変なことが起こっているようなのです。私はそれを臨界期、後に正確を期して回復時臨界期と命名しました。身体の診察を面接のつど行っていないと、臨界期という重要な時期がわかりません。

森越　非特異的に現れる身体症状、つまり日常的に経験する一般的な身体症状に注目するということですね。

中井　私は、幻覚や妄想など特異的に現れる症状よりも、睡眠や便秘や下痢、月経の周期など非特異症状に注目し、観察し続けました。回復に向けて変化が起こるときには身体が揺れ、さまざまな身体的非特異症状が出現します。

回復とは、特異症状が目立たなくなり、代わりに非特異症状が前面にでてくる状態です。つまり、血圧や睡眠など、人が生きる上で基本的なベースとなっている症状が順を追って動いてゆくことが重要なのです。

幻覚や妄想を聞くことが治療の中心ではありません。幻覚、妄想の内容ばかりに注目していても、患者さんは治りません。そういう意味で特異症状というのは表面に浮かび上がってくる泡のようだと思っています。患者さんの自然回復力を追い、援助することにこそ意味があるのです。

森越　回復の過程は、非特異的な身体症状の変化からも、とらえることができると考えてよいでしょうか。

中井　一般にシステムの回復過程は崩壊過程と違い、何か一つの因子が働くのではなくて、全体的に体力がついてくるようなものです。体重が増加し、皮膚や髪の艶がよくなり、疲労が少なくなり、いつしか病気のことを忘れて、日常生活の楽しみのほうに考えがゆき、生活半径が広くなってゆくというものです。平凡な非特異症状を観察していれば、その患者の回復過程を追うことにつながると私は思います。

森越 先生がお考えになる回復の徴(しるし)とは何でしょうか。

中井 以前、回復過程に患者の言葉が少なくなると述べましたが、そもそも、回復を表す言葉が少ないのです。そのうえ、医療者に訴えるべきはもっぱら病の症状であって、回復は語るに値しないとみなされがちで、医療者にもその傾向が伝染している。血色や髪の毛の艶の改善や、表情や語調の自然化は、症状ほど特記されません。対話においても「悪化の語彙」は多いが、「回復の語彙」は貧しい。これは、医師にも患者にも、症状への注目という悪しき「精神交互作用」を与えているのではないでしょうか。私は「病識」を求めませんでした。むしろ自然な微笑の復活を求めました。そのために私はまず、「回復の語彙」を探しました。

まず、「あせり」に対する「ゆとり」です。相対化も回復の語彙を強化するので「あせり何パーセント？ ゆとり何パーセント？」と聞くと、ほとんどの方が直観的に具体的数字で返答されました。

次は「待てること」で、これはゆとりの一つの現れでしょう。「待つほど楽しいことはありません。実現してしまえばそれが何でしょう。待つほど楽しいことはありません」。これは中根千枝さんの伝えるインド女性の言葉です。

次には、幾つかの諺や比喩が出てきます。日本大学の諺テストに協力して、「出る杭は打たれる」「溺れるものは藁をもつかむ」「雨降って地固まる」が、「いちばん心境を表す」という返答であることを知りました。この順序は偶然かもしれないが、実に経過をよく表しているのではないでしょうか。

諺が通じるのであるから、「たとえ」も通じるはずです。私はたとえをよく使いました。私の〝趣味〟はいわば「雑学」で、詩を訳することも役に立ったと思います。そのうち、回復の語彙とは、生命感覚の語彙であり、したがって眠り心地、居心地、着心地、住み心地などの「心地」に焦点を当てるとよいことを知りました。

森越　特異症状とされる幻覚妄想などの症状はどのように尋ねていけばよいでしょうか。

中井　私はあまり病気や症状の話はしません。というのは、今話したように患者の中での精神交互作用でふだん病気の言葉が中心になっているからです。患者さんはしょっちゅう考えています。考えて、考えて、考えているわけです。

患者さんは考えているのですが、こちらの質問が病的だと、病的体験が中心になってしまいます。

幻聴について聞くときは、「そんな幻の声はあなたの生活を何パーセントぐらい邪魔していますか」という聞き方をします。相対化するわけです。

妄想はおそらくカサブタのようなもので、不用になって脱落するのを待つ他はないようなものであり、妄想が不用になるような条件を準備する間接的アプローチが望みうる最大限である、と私は思います。だから、私は患者さんのひいきの野球チームや好きな食べ物、そういうことを割とよく知っていました。そういうことをまぜて聞いていくと意外に重要な情報が得られます。

森越　「病勢（病が向かう方向と勢い）を読む」ということについて、教えてください。

中井　治療における戦術とは、まず、患者と、治療者と治療の場とを含む患者の環境が、今患者にとって「追い風」であるか、「無風状態」であるか、そして患者の心身の状態が変化しやすい「変化相」になるか、当分変化しそうにない「安定相」にあるか、予想のつかない変化にゆだねられてしまっている「フリーラン相」にあるか、それらの間の「移行相」にあるか、このようなことを読み、判別することが必要です。それぞれにとるべき策は、同じ患者でも全く別個、時には正反対となることもあるものですが、逆風の時にも必ず「よい芽」、よりよい可能性を見つけることができるはずです。

回復にはいろいろな段階が交代で現れます。「無風状態」では治療者は気を抜かないように注意し、「ゆらぎ」の時には変化する風向きをみながら患者の安心感の確保に努めるべきです。変化が大きい「ゆらぎ」のときには、よい芽と悪い芽の両方があると考えたほうがいいですね。

また、回復の過程には加速できる過程、加速してはならない過程があります。積極的に治療すべきか否かは、症状よりも症状の勾配が目安となるでしょう。つまり顕著な症状が数年来大きな変化なく持続している場合よりも、目立たない症状であっても一昨日より昨日、昨日より今日と増強していく方が早急な治療介入が必要なこともあります。

急に変化するとき、急に治るときが危ないものです。突然治ってきたときは要注意で、急激な変化はできるだけ避けてゆっくりさせる。変化するのは自動車が急カーブを曲がるようなもので、スピードを落とさなければ曲がれない。回復に耐えられないこともあるのです。

森越　良くなって、少し後戻りしてまた良くなって、という変化はよく経験するように思います。

中井　そうですね。病気が良くなろうとすると引き戻しにかかる力が働きます。これは別に不思議なことではなくて、こころもからだも現状を維持しようとする力がとても大きいからです。ホメオスタシスというのは、そういうことです。回復に向かう変化のときには、「かならず揺り戻しがある」ということを念頭に置きながら眺める必要があります。

作用—反作用の法則は人体にも概ね働いていると思います。馴染みの病気が出ていったら良くなるかもしれないけれど、揺り戻しもあるかもしれない。揺り戻しは自然なことですからあまり心配はいらないのですが、揺り戻しが来ると本人も家族もがっかりします。ですから予告をしておくことが重要だと私は思います。

森越　薬物療法について、先生のお考えを教えてください。

中井　私の考えでは、薬物療法の標的は、恐怖であり、不安であり、その背後にある自律神経系の不調であり、心身の全体を整えたいのであって、決して幻覚や妄想などの特異症状ではありません。症状を標的とし、病を圧倒するために徹底的にそれを絶滅しようとして大量の薬物を使うと、悪化と薬物副作用も見えにくくなり悪循環に陥ります。

森越　薬物療法はあくまでも治療の一つであって、すべてではないということですね。

中井　薬物療法単独では、戦火の空爆のようなものです。爆撃だけでは眼下で行われている悲惨な状況を止められない。現地に降り立つことが必要でしょう。薬物は必要ですが、対人的な支持のないところで症状だけが消えたとしたら、たとえば患者にとって幻聴は馴染み深いもので、それが消えてしまったら逆に孤独にさいなまれることもあります。だとしたら、幻聴が消えた患者はどんなに寂しいものでしょう。患者にとって不安よりもさらに恐ろしく、何としてでも逃れたいのは孤独です。薬物的飽和以上に、生身の人間による治療的飽和も必要です。そして、いずれの治療法の飽和量も改善とともに次第に減っていくでしょう。

森越　薬物療法においても「自然治癒力への信頼と自己尊厳の回復」という基本原則を忘れないようにしたいと思います。

副作用が強すぎて、日常生活全体に支障がでることも少なくないと思いますが、効果と副作用の見極めはどのようなことに気をつければよいでしょうか。

中井　診察では、常に副作用も含めた薬の飲み心地と睡眠の量と質を尋ねることが重要です。「病圧」を軽減するために、「薬圧」が患者を圧倒してしまってはいけません。睡眠障害が続いたまま治った患者を私は知りません。目覚め心地が良くなることは回復に近づいたということでしょう。

必要最小限の薬と最大限の休息と最短間隔の再診。この組み合わせが外来でやれるような場合がもっとも理想的だと思います。

森越　先生は、「病い抜け」という言葉を使われますが、日常の臨床でも「病から脱した」という感覚を感じることがよくあります。この一線は引けるものでしょうか。

中井　過去の病は、しばしば、暗いトンネルを通りすぎてきた感じだ、あのころはおかしかった、なんだかSFの世界みたいなところだったという表現をとります。治るとは、前よりも、たとえ見栄えはしなくても、安定した状態に近づくことであると私は患者に語ってきました。そして、「病い抜け」という表現を使って「治る」という表現をあまり使わないのは、「治る」が病との最後の橋を切り落としたような感覚があるからでもあり、また発病前に戻るという含みを持つからでもあります。「治った」というのは、ずっと後になってから気づくことだと患者は言います。それが自然なのでしょう。薬物で維持する「治癒」もあり、その場合には薬物を私は「保険をかけている」と言っています。病気とそうでない状態とは必ずしも一線が引けるとは限りません。

森越　「病い抜け」したあとも、病気のことを思い出してつらくなることがあると思いますが、そのようなとき、どのように考えればよいでしょうか。

中井　過去が現実に持つ意味は絶えず変化します。現在に作用を及ぼしていない過去はないも同然で、あるとしたら、過去は現在の変化に応じて変化します。過去には暗い事件しかなかったと言っていた患者が、回復過程において楽しいといえる事件を思い出すことはその一例でしょう。文脈

（前後関係）が変化すれば、すべては変化するのです。

森越　文脈を変化させるためには、現在をよくして、未来を楽観的にとらえることでしょうか。過去や病の経験と折り合いをつけることは簡単ではないと実感しています。ラグーナで働いている〝考える患者たち〟との編集会議でしばしば、病気や症状の話よりも、診断を受けたことや入院中のつらい経験のほうが多く語られます。「診断」や「診断を受けたこと」がその後の人生にどれほど大きな影響を及ぼしているかという話を聞いて、深く考えさせられています。最後に「診断」について教えてください。

中井　私は、ある時期から、診断は「治療のために立てる仮説」と考え、患者にもそう言うようになりました。仮説ですから、絶えず微調整される必要があります。共同作業でこの微調整を行っていくことで、診断がいくらかは患者のためのものになるでしょう。

実際、ベテランほど診断を保留する傾向は世界的であって、日本がそうでないのは健康保険制度が初診での診断を要求しているという国内事情があるからです。

森越　現在では診断にマニュアルが導入され、過去には病とされなかった精神現象にも診断基準が当てはめられるようになりましたが、それは医療側の問題で、患者が問題としているのは生きづらさだと思います。病が統計やマニュアルで分類されるとしても、「症状にとらわれず、治療という大仕事に向き合っているその人自身を見ること」をいつも念頭に置き、「百パーセント統合失調症の人はいない」という、先生の言葉に立ち戻りたいと思います。

二　治療者へ　若干の原則的な提言

はじめに――治療者適性について二、三

私は、治療者が自分の仕事を大事にする職業人であってほしいと思うことが多い。そういうものとして、ある種の感受性（アンテナ）を要求されているということである。また私は、治療者は患者の弁護者であってよいと考えている。一般社会の側からの要請と患者への治療者的誠実との間に引き裂かれると、治療者は実りのない苦悩に追い込まれる。治療関係とは、まず、弁護士と依頼者の間に成立しているような相互信頼関係を目指すものであるから、他に逃れようがないと思う。また一般に患者の弁護者は多くなく、無理解な批判者のほうが多いであろう。家族が精神科医を過度に患者の擁護者であると非難することも少なくないが、「他に何人(なんにん)、彼の側の代弁者がいますか?」と問い返せばわれわれの役割を了解してくれることが多い。無論、良い弁護士は依頼者に対して「ひいきの引き倒し」をする者ではない。それは依頼者を破滅に追い込むだろうからだ。治療者の自然な態度は、おだやかなオプティミズムで修正されたリアリズムであろう。オプティミズムの必

要は精神科医としての月日を重ねるとどうしても悲観論に偏りがちだからであり、予想外の好転の可能性に目を開きつづけている必要があるからである。

若干の原則的な提言

（一）「まず害するなかれ」とは医学の鉄則である。不確実な有益性のために確実な有害性を忘れた治療行為をしないということだ。医師には、何かをしなければ申しわけないという強迫が存在するが、なさざるの善もありうる。効力の強い治療は傷害性も高い。有効性ははっきりしなくとも無害な方法を選ぶほうがよいことが少なくない。

身体的破壊性とならんで心理的破壊性を秤量し、さらに社会的・個人的ディグニティの非破壊を心掛ける必要がある。これは困難だが放棄されてはならない目標である。自尊心を失った人は患者であろうとなかろうと相互的な対人関係を結べず、当然治療もその他の対人関係も荒れる。急性の尊厳破壊は急性期に（たとえば収容において）起こりやすく、慢性の破壊は慢性病棟で起こりやすい。

（二）「自分のできないことを患者に求めないほうがよい」。特に生活再建に当ってわが身にひきくらべてできるかどうか考えてみる。自分が登れない急な崖を登るように患者に強要していることが少なくて、しかもそのことに気づかないことさえある。治療者は偏った労働の従事者だから一般の職業の現実を想像しにくいということを念頭に置きたい。もっとも、逆は真でなく、自分ができることを患者に求めてよいのではない。

(三) 治療において「信頼性の溝」credibility gapを最小限にするようにもってゆく。これは治療における合意形成のための努力を続けることである。困難な時でも、少なくとも、治療者が今何をしつつあるか、たとえば「医師の判断と責任で君を鎮静させるための注射をしようとしていて、それはかくかくの時間眠って後日覚める時にはいくぶん頭の中の騒がしさは減っているかもしれないのであって、そうなる望みがある。一方、いつまでも残る副作用はないはずだ」ということを注射の寸前にでも告げるようにする。たとえ一方的でも「やむなくする」という遺憾の気持と「医師が医師の責任でする」という責任の所在の明言は、しないに勝り、長期的には治療者患者関係の成立と維持とに役立つ。患者から見ればSF的な状況を私たちが作り出して気づかないことがありうる。

治療的対話において、患者に「いいたくないことをいわない権利」と「(治療者側を怒らせるかも知れないと患者の推定するような)いいにくいことをいう権利」を明言するほうがよい。患者が「秘密をもてず」(土居健郎)、また「秘密をもつことを許されない雰囲気の中で育った」ことは多くの場合に事実だろう。とすれば、秘密の容認は自我強化への第一歩である。逆に秘密を奪うことには自我弱体化の作用がある。いいにくいことを告げることが治療への最大の協力であり、それが

「信頼性の溝」を減少させることを実例を挙げて話しておく。たとえば薬をのんでいないことを治療者が知らなければ、効いていないと思って処方量を更にふやし、ますます患者がのめなくなり、治療がますます間違った方向に迷い入るであろうことを話す。薬の受け渡しが治療関係の最初であることが少なくないので、患者との間でこれを治療関係のモデルとして話し合うことはおおむね妥当だろう。

患者の拒否権を認める必要は、特に精神療法的な諸方法の際に大きい。一般に治療者が「善をなそうとしている」と考えている場合に相手の立場を無視しやすい。何ごとも絶対に善ではない。

（四）これは向井巧が強調することであるが、治療の方向性を患者と家族と関係治療者のすべてとが了解していて、方向を揃えるように行動する合意が常に存在することが重要である。処方が鎮静的に方向づけられているならば、看護も外泊や面会における家族の対応もそのように方向づけられていなければならない。鎮静量の処方をしながら病院の運動会でがんばるようにすすめたり外泊の際家族に早起きやジョギングを求めることは患者に無益な苦痛をもたらし治癒過程を混乱させる。例外は、一つの積極的アプローチの貫徹のために他を抑制して混乱を避ける場合である。一般に積極的アプローチの発動は一時一種類にするべきである。同時に方向性の異なる二つの新しいことを患者に求めていながら気づかないことがありうる。

（五）患者の治ろうとする意向と自然回復力を妨げないように考える。一般に治療的介入は、適度の鎮静を主体にして賦活はできるだけ自然賦活に期待するのがよい（向井）。また、患者の先に立つ指導をなるべく控え、患者の半歩後について援助するのがよいだろう。危機においては断固とした介入を避けるべきではないが、一般には先まわりの指導は患者がほんとうはどういう意向をもっているのかという情報を消去する。おそらく治療者は回復的過程の触媒であるのが理想ではなかろうか。

「君のためを思ってしているのだ」というようなことは患者がこれまでにさんざん聞かされてきたことだ。一般に患者はこれまでの「善意の」忠告、助言、誘導、時には矯正を受けて無効だったから精神科の治療を受ける羽目になったのであるから同じことを同じ調子で告げても患者の失望を深めるだけだろう。患者にとって新鮮な語り口とは何かを個別例に即して考えると治療的想像力が磨かれる。患者の役に立つと心底から思った時も患者に反論や保留の余地を残した表現のほうが有効である。

（六）治療においても、目標を呈示することは有用である。おそらく「自己決定を余裕をもってできる自由を実感できるところまで」が治療の包括的目標で、これを相手に通じることばで表現すればよく、それ以上の具体的なことは治療過程のふくらみをなくし、治療像をやせたものにしがちであり、道徳的・修身的表現は一般に治癒妨害的である。「立派な」ことを患者が進んで述べる時は、むしろ喜び過ぎないほうがよい。「よい子」をしてこわれやすい安全保障感を維持してきた患者が多いはずである。

一方、再発への恐怖は、すべての患者とその家族にあると仮定してよく、今度は逆にきわめて具体的に、再発から少しでも遠ざかる生き方を患者とともに発見しなければならない。患者と共にそれを探ってみる。一般に患者は発病直前の睡眠障害その他の「非常事態を告知するもの」を容易に想起する。昇進試験やその他の「一念発起」が「危ない」ことを合点する。妄想気分に先駆する名状しがたい雰囲気変化を知っていることもある。「睡眠さえ十分であればあなたはまず大丈夫だ」などの保証的な発言は患者の不安を軽減し再発を遠ざけうる。漠然と「再発しないように気をつけましょう」というだけでは本人と家族の不安と緊張を高め、いたずらに再発の確率の増加に貢献するだけだろう。

再発の度に重症化する人もあるが再発ごとに軽症になる場合もある。再発にあたっては治療者も落胆するが、そのままでは本人と家族の落胆をさらに深めるから、勇気をもって治療に再び挑むように自他をはげまさなければならない。「七転び八起き」というより他はないではないか。特に「忘れた頃の再発」は「現実の一部分」とみなし自他を責めないほうがよい。

（七）薬物の戦略的使用を心掛ける必要があろう。急性期においては症状の重さでなく症状発現の勾配を見て処方し病気の出鼻を挫くのがよかろう。また、精神科の薬物療法は対症療法といわれるが、症状の後を追い掛けるならば、後手後手にまわる治療となり、また薬の種類をいたずらに増加させる。ただ症状をおさえこもうとするのでなく、症状の軽減を一つの尺度とし、全体的な行動を見据えて安定の方向を目指すのがよいであろう。特に、賦活はするが不安定性をも増大させる処方は避けるべきである。一見実に目覚ましい効果を生むように見えても、たとえば睡眠が障害されるならば永続的改善につながらない。

鎮静は、過剰でないほうがよいが、原田憲一の注意を喚起している「パラドックス反応」を起こす中途半端な量は患者に非常な苦痛である。減量が望ましくなければ一時増量してでもこの反応を回避したほうがよいと思う。

精神科の薬物が生む独特の恐怖を理解する必要がある。それは、「不明の方向に向かって自分を変えられる恐怖」である。抗精神病薬が「自分を変える薬」でないこと、かくかくの変化が予想されること、それ以上は予想されないこと、リスクよりも利益のほうが大きいと見込まれることを告げ、また最初の服薬には治療者が側にいるか、呼べばすぐ来ることを告げてするならば、不必要な不安は軽減され、時に驚くべき少量で効果がえられて、以後「共同作業としての服薬」を円滑にする。外来のベッドを利用すれば外来でも最初の服薬に付き添うことができる。効果やリスクをみておきたい場合は是非こうしたいものである。

陽性症状消失後においては、患者に負荷がかかれば眠気が生じる程度の量で維持し、眠気に従って休息するというフィードバックの輪が形成されることを願う。薬の量は、減り、また心身の警告的な現象をいちはやくキャッチして対応する能力に応じて常時服薬から応時服薬に移行してよいだろう。病気になる人の場合は心身の警報が弱いか無視する習性が身についた人だということができるかもしれない。このマイナスを本人や周囲が「がんばれる人」とプラスと評価してしまうことも問題だ。こういう理解の仕方をできれば患者に話すとよい。実際、少量の抗精神病薬の長期服用の後に突然眠気などを自覚した場合は、直前一、二週間に新しい生活上の負荷がかかったとか何か一念発起したことが実に多くある。

（八）以上から見て心身の感覚、特に一般感覚あるいは共通感覚を重視する理由は正当づけられる。サリヴァンは、患者の協力を期待できることの第一に「辺縁的身体感覚の意識化」を挙げている。この意識化に対する抵抗は比較的微弱である。これは患者が経験から学べるものである。ここで一般感覚の言語化を治療者が援助することが有効である。発病当初において「頭の中が騒がしい」（星野弘）「頭の中が忙しい」（神田橋條治）か？と尋ねることは事態についての共通認識の端緒となりうる。すでに述べたごとく、心身の余裕感、その欠如感、焦慮感は多くの場合患者の自尊心を傷つけずに意識化できる。

一般感覚、たとえば季節感、味覚、熟睡感、疲労感、疲労回復感などの再生は信頼できる回復の標識であり、特に快不快の色調を帯びて意識される場合は回復過程の進むしるしである。

この病いの持つアポリア（論理的に正解のありえないこと）の突破口の一つは身体性にあるのか

もしれない。身体病が飛躍的治癒の契機でありうることは古くから知られている。私は十年間に受持患者八例の虫垂炎を経験したが七例がそうであった。回復しなかった一例は私が手術室に入らなかった唯一例であった。また急性期において身体診察はしばしば患者との交通の最初のいとぐちである。周知のシュヴィングのように自己の身体を患者の側に置くことが患者への最初の有効な接近であることが多い。

(九) 患者との間に通用し、患者との対話において重要な役割を演ずる「ごく普通のことば」を見出してゆくことは治療者の仕事の重要な一部である。この際、比喩の発見的使用が有効である。事態というものはしばしば本性上比喩でしか語れないものである。患者は比喩を理解しないとはおおむね伝説にすぎず、そういう場合は、患者にとって切実でないか、患者がコミュニケーションを拒絶しているかのいずれかであろう。私が諺テスト開発に協力した際に「溺れる者は藁をもつかむ」「ミイラ取りがミイラになる」「出る杭は打たれる」「雨降って地固まる」などが患者にとって切実なものであることに気づいた。また、患者が自分の絵に「まだ羽の揃わぬうちに飛び立って早くもクモの巣にかかったチョウ」「流れが早く橋がなくて渡れぬ河岸、両岸に草は萌え出ているのだが」「暗夜に提灯を掲げてゆく子どもの(渋面を作った)天使」と題する時、これらがきわめて深刻だが繊細で的確な比喩でなくて何であろう。

（十）サリヴァンの「第二に患者の協力を期待できるもの」は「辺縁に位置する思考の意識（言語化」である。これは社会との再接触の初期以後の活用性が高い。外泊にせよ就職にせよ結婚にせよ、意識的には歓迎しているのにかすかにいやな感じが漂い、当日が迫るとその気持が強まるならば、この感じに聴従するほうがよい。このような辺縁的感覚の意識化はかなりの患者が可能である。これは、辺縁的身体感覚の意識に続いて、生活してゆく上で信頼できる第二のヘッドライトである。

彼の第三の協力期待は「こころに浮かぶあらゆることをすぐ言語化すること」であるが、その前提は「パラタクシス的過程を一つでも洞察すること」であって、これは「対人関係における辺縁的なものの（中心的なものと同時的な）意識化」と言い直せるだろう。それは彼によれば治療関係が安定するための大きな関門である。母親についてよりも父親についてのほうが難しいのが一般で、父親についての辺縁的な感覚の認知の達成は稀である。

辺縁的なものの意識化が可能であり、また重要なのは、統合失調症患者の高い感覚性と「知覚と認識（思考）の近さ」（安永浩）によるところが大きい。特に徴候的なものの認知は彼等の得手である。これが巨大な不安に衝き動かされて大きな不利に転化し、ホワイト・ノイズまで拾って発病に至るということができるのだが、回復過程においてこれを頼りにしうることもあるわけだ。

（十一）サリヴァンのいう患者側からの協力期待は順序を追ってなされる必要がある。病気の再生過程には論理的といってよいほどの順序がある。稀に飛躍的回復があるとしても、それは治療者のはからいを越えたものであり、永続的回復かもしれないが、（一種のカタストローフであるからには）不安定化の最初の徴候かもしれない。段階論はすでに多くの発表が（私自身のものを含めて）存在するので、ここでは繰り返さない。治療者がそれぞれ自分の得手の方法で回復の尺度を見てゆくことは安定した治癒をもたらす。一般に非言語的な標徴のほうが信頼しうる。同様に信頼しうるのは先に述べた辺縁的感覚の意識の再生である。

回復過程は一様ではなく、比較的変化に乏しい「高原状」の時期と急速な変化の時期とが交替する。変化の時期は後退・慢性化の契機でありうるが前進のチャンスでもある。しかし、過渡期には気象や電流と同じく、病気でも予見しがたい事態が多く発生する。患者に対して「この事態（現象）は一時的である」ことを繰り返し語る必要がある。患者はほとんどすべて悲観論者であり、一時的現象を永久に続くと考えがちであるからだ。しかも患者は、予測された未来の事態をあたかも現在であるかのごとくに感受し苦悩する特性を持っている。ある青年患者によれば、最初に病棟にはいった瞬間「廃人（彼のことば）」として生涯をここで過ごして老いた自分をまざまざと実感したという。悲観論と結合したこの先取りは、治療者のつねに念頭に置かなければならないものである。段階論が要請されるのはこの点にもある。しばしば「予告」は患者の不安を大幅に減少させる。特に臨界期的な現象の出現が見込まれる場合、「個々には予告不能な現象が起こるがすべて一時的である」と予告しておくことが無事に通過する確率を増大させる。

（十二）以上は回復過程が一つの必然として自己貫徹することを意味しない。多くの偶然と絡みあって現実の軌道が決まるのは、台風の進路と変わらない。実際、回復と生活世界への加入とは大きく偶発事に依存する。治療者は患者の周辺に発生する偶発事に気をつけ、その活用を心掛ける必要がある。患者の本質的改善は、ほとんどすべて、患者の周辺の変化と相応じるといってよい。長期予後はしばしば偶発事の活用（ひらたくいえば〝運〟）に大きく左右される。伝統的精神病院の一つの問題は偶発事の発生が乏しいところにあると私は思う。もうひとつ、発病直前の望みをかたくなに持ちつづける患者の生活世界への定着は困難である。こういう望みは精神病院の「なぜか退院できない」慢性患者の心底に堅持されていることが多く、私はかつて「不死なる意志」と、いささか感嘆の意をこめて呼んだことがある。初恋の相手以外に目もくれず、ありうるよき出会いを初めから拒んで生涯を過ごす場合にたとえられ、それはそれで首尾一貫した生涯といえるかもしれないが――。恐怖や絶望がさせる場合も無論多く、実際は絶望が「不死なる意志」と共存している場合が大多数であろう。

（十三）治療的アプローチを「強い相互作用」と「弱い相互作用」とに分けて考えると便利なことがある。インテンシヴな精神療法は前者である。一般に対人的な「強い相互作用」においては作用・反作用が強烈で、観察と評価が困難であり、治療者も深く巻き込まれ、曲解や困惑が多く、自己統制もしばしば不十分にしかできない。治療者の「逆転移」が「精神病レベル」に近づく可能性もある。しかし、「強い相互作用」抜きでやり通せるかどうかは疑問である。一方「弱い相互作用」にも治療的利点が少なくない。特に患者は対人的距離に依存して安全感を維持しているから、弱い相互作用による至適な距離の設定と維持とは予想以上に強い支持力がある。両者の最適な組み合わせが発見できれば一番よい治療関係が創設されよう。患者は「強い相互作用」を求めている時と「弱い相互作用」を求めている時とを交替に現わすように思われる。

(十四) 治療の過程において、患者のイニシアティヴと患者の生活の「ひげ根」と患者の「こころの生ぶ毛」とでもいうべきものとを温存することがきわめて重要である。このことは私が従来から繰り返し述べたとおりである。そのために、特に慢性患者に対して、治療者が患者に自閉的と見られるような行動をとらないことが重要である。非常にアンダースタッフ（職員不足）の病棟に勤務する時には、毎日廊下を歩いてすれちがう患者全員に挨拶しているだけでも何カ月かの内に病棟の雰囲気が好ましい方向に変化するはずである。これを「病棟を耕やす」という。

おわりに

実際の講演においては回復と生活世界への定住過程についての具体的な話が主であったが、紙幅の関係もあり私の既刊の論文にもあるので、前提的部分を文字にした。サリヴァンの期待可能な三つのことは『現代精神医学の概念』の邦訳二二七ページ以下にある。その属する「治療概念」の章は教えられるところが多い。また私の多くの師や同僚との対話に負うところが大きいのは引用に一端が見られるとおりだが、文責は無論私にある。

なお私が精神科医としてかなり長い年月を勤務した精神病院の条件が重要であろう。実際上すべてを常勤医で構成する方針をとり、複数大学より採用した。医師は各々同世代の二グループから成っていた。気の合った五、六人の日本人が共同で仕事をする時は思わぬ大きな力が出るという。十人前後の医師が三百人弱の入院患者と各々数十人の外来患者を診た。治療方針は一夜の激論のあと「各自がもっとも良いと思いもっとも得手な方法を用いる」こととなった。主治医制と病棟医制の二重制度があり、後者は病棟看護主任の相談役となった。年長組はあらゆる事態の解決を背負わされたが、住居が近いこともあって、協力が容易だった。週一回以上、正式に面接をすることを求められた。いまから見れば伝統的病院に分類されるだろうが、現在でもなかなか実現していない条件もあった。たとえば家族と医師との面接の予約制で、医師は突然の家族の面接申し出に煩わされず、家族は卑屈に頼みこむのでなく権利として医師に会うのでお互いに楽だった。家族は患者とも面会してゆくので、面会の仕方を助言したり逆に面会の感想を家族から聞くことができた。人間心理のつねとして権利となると先まで予約する家族が多く、患者と家族との関係の維持にも役立った。そこは特別裕福な患者のための病院でなかった。都市郊外の中流階級が多かった（勤務医と生活条件や生活感情が近かった）が、生活保護患者も少数ではなかった。私にはこの環境は仕事がしやすく、臨床体験の核を作ることができた。振り返れば、すべて常識的なことの積み重ねともいえるが、細部に手を抜かずに治療の場を作り、治療を行うということが結局精神科臨床においても外科と同じく重要なのであろう。

＊一九八三年の日本精神神経学会（福岡）における〝教育講演〟の要約である。文体がやや断定的にすぎると思うがそのままとする。（原注）

三　家族の方々にお伝えしたいこと

医者にわかって家族にはわかりにくいことがある。むろん、逆もあって、家族にわかっているのに医者にわからないこともある。家族から医者へという記事があってよいと思うが、まずは医者から家族へ——。順不同である。よろしく。

養生について

初発の時は医者も家族も本人も軽くみがちである。原因らしきものを推量し、あれさえなければ起こらなかったはずで、悪い夢をみたのだと思う。それはそれでいいが、何が原因で怪我をしても怪我は怪我である。「初回を軽視せず、再発を重視しすぎず」である。初回をていねいに治して十分回復するまで養生すると後がよい。

再発のほうが軽く済むことがある。それを差し当たりの目標にする。本人も家族も再発のたびに経験から学んで賢くなる場合がある。

家族が「早く治ってくれ」と願うのは人情だが、面前でいわれると患者は切ない。

養生とは何か。「養生とは病気をもっともよい形（ベスト・フォーム）で経過させることである」。何がベスト・フォームか。それをさぐるのが治療の重要なカギである。さぐりつつ進むのが、本人と医者と家族の三者の協力である。しかし、何が重要かということはできる。

まず、睡眠と便通の正常化である。その過程で、下痢と過眠は必ずあるし、あってよい。目安は目覚め心地がよくなることである。

やせたままの人は治りにくい。体重がいったん増えて、やがてその人なりの適正体重になるのがよい経過である。病気の前は無理しているから適正体重より少ないことが多い。体重はダイエットでは減らないが、心労によってみるみる減る。回復の初期には女性の生理が一時なくなる。円形脱毛症もその意味がある。悪夢も回復の初期に多い。

本人の発病後四十日ぐらいに家族はいちばん参る。つまらないことで本人に当たったり、家族同士でけんかしたり、もう駄目だと悲観したりする。「四十日目の戦闘消耗」といって非常事態に必ず見られる「正常現象」である。これはいっときのことである。この法則は本人の生活再開の際にもある。五月病というのもこれである。一般に始めたことをやめたくなるのは、三日、七日、四十～五十日、九十～百日、一年目、三年目である。

治療について

急性期を目撃すること、されることは、家族にも本人にも辛い。入院の意味の一つである。ただ、入院は生まれてはじめての環境に適応することであるから「適応のための余分のエネルギー」をなけなしから支出することになる。入院後一週間に悪化するようにみえるのは「入院後適応症候群」が病気に重なる場合が多い。往診でここを通過できることがある。これを済ませてから入院ということもあり、入院しなくて済むこともある。家族の見ている前で患者がみるみる落ちつけば、本人にも家族にもとてもよい体験だ。しかし、一人での往診は初対面の場合には難しい。二人の医師（シテとワキだ）と、できればケースワーカーとがチームで往診を適時に実施すればずいぶん違うと思う。スウェーデンで計画されたことがあるけれど、まだどこでも実現していないはずだ。日本でやれたら日本の精神医療は一つのモデルを世界に提供したことになると私は思う。病気の人のところに健康な人間が行くのがほんとうなのだ。機械とか設備とかのために、病院に行くことが常態と錯覚されているのである。

患者の暴言暴力には、あのおとなしい子が別人になったと思いがちのようだが、いいにくいが、かつての両親、親戚のだれかとか教師などの昔の暴言のなぞりが多い。口調までそっくりだったりする。心の汚物の排泄でもあり、最初の自己主張でもある。「本心が出た！」「別人になった」と周囲が思うのはいちばんの不幸である。不幸とは悪循環がそこから始まることだ。ガラスにヒビがはいるように話が大きく破滅的になるかどうかは、応対にかかっている。問題を「局地化」できなければ、「しばらく考えさせてくれ」とか距離をとるほうがましである。なお、回復途中に〝病い疲れ〟をいやすための入院ということもあってよい。

回復の一時期、母親のフトンにはいってくることがある。一般によい徴候である。父親に甘えるのはずっと後に来る。いっぱんに子どもは父親にはどう甘えてよいかわからない。「甘える」とは言葉以前に通じあえるものを求めることで、母親との間のほうがやさしい。だから、父子の間には切ないものがある。父親はどういう人であろうと回復期の患者には「コワイ社会の代表」にみられがちであり、実際、その役をやらねばと思い込みがちである。父親は理解しにくい、されにくいものである。しかし、父親の言葉は子どもには千金の重みがあることが多い。意外にも子どものほうから手をさしのべることがある。たとえば父親のフトンにもぐりこんだり、父親と背中合わせでうたたねしようとする。この体験のある人の治りは格段によい。どうか、気持ち悪いなどと思わず、このサインを受け取ってほしい。それはかならず「いっとき」であって、しかもその実りは遠くに及ぶのである。

働くことについて

たいていの患者は働きたくてしかたない。それができないのでつらい。怠け者にみえないかとびくびくしている。せっかく病気になったんだから楽をしましょうという患者に出会ったことがない。「精神病は道徳病ではない」「こころの病いであって、こころがけの病いではない」。これはぜひ頭にたたき込んでおいていただきたい（同時に家族の「道徳性」や「こころがけ」によって起こるのではないことも）。

では、患者はどうして働けないか、まず、どんな病気でも疲れやすさが最後まで残る。カゼの後でもそうである。これは自然法則で如何ともしがたい。たとえ三日の病気でも後八カ月は本調子がでない。切り傷が完全に白い糸のようになるまで八カ月かかる。切り傷なら生乾きでもいいが、高度のまとまりが必要な脳ではそうはゆかない。

精神科の患者はどこもわるくなさそうにみえるのが不幸である。身体が頑丈そうにみえる人がいちばん不幸である。こういう人が早く働きに出て、身体に無理を強いる。しかし、筋肉の病気でない。気づかれは普通人以上である。ついにつぶれこむ。それを繰り返しているうちに、つぶれこむまでの時間が短くなる。本人も自信をなくし、周囲は焦（あせ）るか投げてしまう。これでは悪循環である。ところが、こういう人の身体をよく診ると身体の消耗が著しい。全身が病気の重みにあえいでいる。ただ、どれか一つの臓器がワルイというのではないから、近代医学の検査にかからないだけである。

私は働きたいという患者（と家族）をじらすことがあるが、それは「目標を十分手前に引きつけてから矢を放つ」ためである。私も内心じりじりしている。しかし、ここで踏ん張ることが大事なのだ。「今、何々をしても、それはできるだろうが、長い目でみるとまだもったいない」と踏ん張っているのである。

なお、回復期の初期に、あれこれ提案するが、すぐ気が変わる時がある。これは生活再開の糸口を頭の中で模索している時期であるから、簡単なことなら「実験としてやってごらん」といい、大がかりなことなら「三週間待ってあなたの気が変わらなければ支援する」というのが、患者にも周囲にもありがたい。

何カ月以内に復学とか復職という期限付きだとどうしても〝突貫工事〟になる。やむを得ない時も多いが、突貫工事であればその後の手当てが重要だということはわかっていてほしい。

第二章

統合失調症の経験

考える患者

この章では、患者自らが統合失調症の経験をまとめている。その目標としたところは、次の三点である。

一つめは、統合失調症の症状の背後にあるものについて理解を深めること。すなわち、統合失調症はなぜ起こるのか、その背景には患者のどんな思いがあるのか、何が回復の手だてとなるのかを明らかにすること。

二つめは、統合失調症の養生と回復に役立った出来事や人を描写することにより、患者、家族、医療・福祉スタッフそれぞれが自分の立ち位置を考える手段とすること。

三つめは、統合失調症が通過した先の希望を伝えること。

孤独の先にたどり着いた私の居場所

星礼菜

プロフィル

一九七八年沖縄に生まれ、鹿児島で育つ。高校卒業後、鹿児島大学教育学部美術科に入学。卒業後、縫製工場に就職するも苛酷な環境で二年半で退職。そのころ〈声〉が聴こえ始めた。精神科クリニックに通院したが症状は改善しなかった。四回転職するも症状は改善せず、二〇〇八年、〈声〉に導かれて家出をしていたとき警察に保護され、精神科病院に三カ月入院する。主治医の紹介で、当時設立したばかりのラグーナ出版に入社。好きな言葉は、「困難の中に、機会がある」。

学校という名の監獄

子どものころから絵を描くことが好きで、漫画家やデザイナーになるのが夢でした。小学生のときは、休み時間や授業中にノートにお姫様を描き、クラスメートの女子がその絵を見るためによく私の机に来てくれていたものです。

私は何かにつけ要領が悪く、図工以外は運動も勉強もできませんでした。忘れ物も多く、机の中はいつもめちゃくちゃ……。でも、絵に関しては自分でも才能があるんだと自信があったため、それを自慢と受けとられ、腕白な男子に嫌われてしまったのかもしれません。男子からひどいいじめを受け、それは中学生になっても続きました。その影響もあり成績も悪く、中学二年のとき親は私を塾に入れました。塾では夜十一時まで居残り勉強。教育熱心な講師にマンツーマンで勉強のコツを教えてもらうと、先生も驚くほど成績が伸びて、公立の進学校に合格することができました。しかし、いじめられた過去にとらわれて、新しい気持ちで未来を見ようという気持ちにはとてもなれず、新しい人間関係の中でやっていくのはとうてい無理だと直感しました。

毎日、死にたいと思いながら通学しました。クラスメートに声を掛ける勇気がなく、昼食時間も一人で黙ってお弁当を食べ、イベントのときや文化祭はトイレにこもるほど学校には居場所がなく、常に孤立していました。自分だけが他の人と違う気がして、どうして人と同じようにできないのか？　私は人嫌いなのか？　人から嫌われる人間なのか？　いつも一人で苦悩していました。人が怖くてたまらず、震えがきたり、人と視線を合わせないようにしたり、道も真ん中を歩くことができませんでした。家で見るアニメだけが楽しみでしたが、どんなに楽しんでもそれが終わると明日また学校に行かなければならないという現実に打ちのめされ、常に神経がさいなまれていました。みんなが前に進んでいくなかで、自分だけがどんなにもがいても前に進めず取り残される……そんな悪夢をよく見ました。死にたいという思いはどんどん募っていきました。

しかし、一度休んだら二度と行けない気がして、無遅刻無欠席、勉強だけは頑張りました。学校は勉強をするところと自分に言い聞かせ、テストのときだけは友達ができない罪悪感から逃れられました。卒業したときは、監獄から出た四人のような気持ちでした。高校三年間で笑ったことなどほとんどなかったと思います。同学年で不登校になった人も数人いましたが、私は弱音を吐き不登校になるほど、周りの人間を信用していませんでした。不登校は、問題を問題として表面化させるので、このとき精神科にかかっていたら、その後少しは楽に生きられたかもしれない……と今では思います。対人恐怖と劣等感。私は、この頃から精神病に近づいていたのでしょう。

大学進学後は、サークルや飲み会に参加し、人と接する機会も少しずつ増え、友人たちと食事に出かけたりしましたが、〝親密さ〟を感じることができませんでした。砂漠のような孤独感はずっと消えず、将来への漠然とした不安でいっぱいでした。

大学三年のとき教育実習があり、大学附属の中学校に行きました。成績優秀な子が多い学校で、美術の授業にもかかわらず生徒たちはみな真面目。教育論も何もなかった私は教師になる資格はないと思い、落ち込みました。

自分に自信がなく、面接を受けて不合格になるのが怖くて就職活動ができませんでした。教授の温情でなんとか大学は卒業できましたが、無職の日々です。当時の私は、誰もいない塔に籠もって暮らしたいと願っていました。

一年くらい図書館通いを続けていましたが、親にせっつかれ、一人でハローワークへ行きました。求人の画面でたくさんの募集内容を読みましたが、資格や経験を問われる内容が多く、お先真っ暗といった印象でした。勇気を振りしぼって窓口の人に相談しましたが、私の学歴を話すと「求人はほとんどない」と言われました。

正規雇用が難しいと感じた私は、アルバイトの求人案内を探しました。どの求人にもだいたい「元気で明るくて責任感のある人募集」と書かれていて、元気さも明るさもない私は世間から拒絶されていると感じました。そんなとき、かわいいイラスト入りで「みんな仲良く和気あいあいと仕事しています。冷暖房完備、各種保険等有り、仕事内容は機械のオペレーター」という求人を見つけました。これならできるかもしれないと思い、勇気を出して面接に行きました。私の履歴書の特技欄を見た社長は、「絵を描くことは暇をもてあますお金持ちの趣味だ」と厳しい表情で言いました。私はこれまで通った美術館での時間、大学での油絵制作、美術の勉強がすべて無駄だった、もう二度と絵を描くことはないと思いました。

地獄の日々、悪夢と幻聴

その会社に就職してすぐに、求人内容と現実があまりにも違いすぎてがく然としました。数人の従業員すべて女性でしたが、口調が荒っぽく、主任も私を警戒しているような気がしました。大卒は私だけだったようで、なにかにつけて大卒なのにこんなこともできないの？と責められました。社長や主任に意見をするといじめに遭い、次々と人が辞めていきました。社長には「自分と主任には決して口答えしないように。口答えや言い訳をしたらクビだ」と釘をさされました。雇用保険にすら入れてもらえず、経営が傾いて給料が一カ月以上遅れることもたびたびありました。

二年後、十人程度いた従業員は私を入れて三人になりましたが、他に仕事はないと思い、命がけで働きました。黙々と一生懸命仕事をしたのでどんどん重要な工程を任されるようになりました。社長と主任の仲は険悪で、どちらの指示に従ったらいいのか分からず、一瞬たりとも気が休まりませんでした。そんなある日、自前の糸切りばさみがなくなっていました。私は誰かに盗られたと思い、目の前が真っ暗になり、もうこれ以上仕事は続けられないと思いました。入社以来初めて「お腹が痛い」と早退を申し出ると、事の重大さに気づいた社長が駅まで車で送ってくれました。それが最後でした。

早退した後、私は睡眠不足と過労で極限状態の中、駅でぼうぜんと立っていました。まだその時は、明日も仕事に行くと思っていました。ところが、突然駅の拡声器から〈声〉がするのです。それも大音量で。私をかばい、社長を責める声でした。それを聞いて涙が出てきました。もう元には戻れない。一生懸命やってきたので仕事に未練がたくさんありましたが、仕事に依存しすぎていたのかもしれません。

私は、泣きながら電車に乗って家に帰りました。就職してからほとんど口をきかなかった母に事情を話しました。自分の声ってこんな声だったのかと思いました。それほど誰とも口をきいていなかったのです。

自室で寝ていると悪夢にうなされました。目が覚めるとまた〈声〉が聴こえるのです。その〈声〉は真夜中に家の外で子守歌を歌ったり、甘く私を誘惑するのです。私はその〈声〉の指示に応えるようになり、家の外で〈声〉の主を待つようになりました。異世界とつながったようなとてつもない恐怖がありましたが、なぜ聴こえるのか、誰の〈声〉なのか、その正体を知りたかったのです。

そうしているうちに、心配した親が、タクシーで私を精神科クリニックに連れていきました。そのときはどこに連れていかれるのか分かりませんでした。

診察室に入り、先生に「何かつらいことがありましたか?」と聞かれ、眠れないことや、高校時代からずっと一人だったことを話したように思います。「声が聴こえますか?」と聞かれて、聴こえていたのですが、統合失調症と診断されるのが怖くて、「聴こえません」と言いました。藁にもすがるような必死の思いで「治りますか?」と聞くと、先生はちょっとびっくりした様子で「治りますよ」と言いました。薬は睡眠薬が効きました。でも、もうずっと眠っていたくて起きて現実を直視したくありませんでした。

その後しばらくしてから、会社に電話で仕事を辞めることを伝えました。給料は書留で送られてきましたが、全額ではありませんでした。残りは後で払うと手紙に書いてありましたが払われることはなく、最後までそんなひどい仕打ちをされたことに、はらわたが煮えくりかえるような怒りがこみ上げてきました。

針のむしろ

仕事を辞めてしばらく家で静養していたとき、幼稚園から同級生だった女性が、近くのスーパーのレジで働いていることを母から聞きました。もう私のことを覚えていないかもしれないと恐れましたが、勇気を振りしぼって彼女のレジに並び、声をかけました。すると「星礼菜ちゃん！　元気だった？」と、明るく答えてくれました。私の方は話せるような明るい話題は何もなかったけれど、私は孤独ではなかったと壁が開けて光が差した瞬間でした。改めて思い返せば一番古い友達だといえるでしょう。その後、彼女の結婚パーティーにも招かれて、幸せをお裾分けしてもらいました。

この友人のおかげで元気をもらって、新聞広告で募集していたホームヘルパー三級の講座を受けてみようと思いました。

行ってみると座学はともかく、実習先で気働きがまったくできず、失敗ばかりしました。入所している老人も症状の重い状態の人ばかりで、どんな話をしてよいのか分からず、自分にはできないと逃げ腰でした。

そんなとき、登録していた社会福祉事務所から障がい者施設の面接の案内が届いたのでダメ元で受けてみることにしました。結果、合格し、働くことが決まりました。主にダウン症、自閉症など成人の障がい者の介護という仕事でした。することが多く大変でしたが、彼らが少しでも打ち解けてくれたときは嬉しかったです。ただ、やはり職員の話の輪に加わることができませんでした。誰も私の悪口を言う人はいませんでしたが、沈黙の中に批判がたくさん隠されているような気がして恐ろしく、次第に作り笑いで仕事をするようになっていました。

ある日、他の職員が「女性の利用者がトイレに入るのを盗撮されている」と話しているのを偶然耳にしてしまい、頭が混乱しておかしくなってしまいました。朝、起きようとすると、家の外から私をあざ笑う〈声〉が聴こえました。もう無理だと思い、電話で辞職することを施設長に伝え、後始末は両親がしてくれました。

その後、しばらく父の会社でデータ入力の仕事をしていました。勉強してエクセルの資格を取ったのもこのころです。父の同僚のKさんはおしゃべりで気さくなおじさんで、私に目をかけてくれました。

Kさんは、仕事がないときは釣りの道具をいじっていました。電話応対ではリラックスした姿勢でビジネストークができる人で、人との距離のとりかたが上手な人でした。お世辞かもしれませんが、私に「あなたはきれいだからもっと人前に出なさい」と言ってくれました。外見コンプレックスがあったので誉めてもらえて非常に嬉しく思いました。おかげで職場はけっこう楽しかったです。そのころ中古車も買い、父と運転の練習をしました。車を運転できるようになったことで少し自信をつけました。

その後、ハローワークで探した印刷物のデータ作成をする会社に就職することになりました。仕事は、長時間ぶっつづけでのパソコン入力。入力は得意なつもりでしたが、想像以上に難しく、少しでも間違うと上司も社長も私を叱りつけ、やり直しをさせました。苦しみながら見習い期間を終えて正社員という形で雇用され、毎日九時から夜十一時まで仕事をしました。夜中の二時まで仕事をしたこともありますが、残業手当は一切つかず、むしろ電気代を節約せよと注意されました。

ストレスから、給料で前から欲しかった洋服をたくさん買って着ていましたが、「アパレル業界にでも転職すれば?」という嫌みが聞こえたような気がしました。私はここでも孤立していたのです。建物の三階が職場でしたが、よく窓から飛び降りたい衝動にかられました。このころ、精神科クリニックを探して通いましたが、主治医に「仕事を続けなさい」と言われ、意見が合いませんでした。私は身体も心もボロボロで、空想の世界に逃げ込むようになり、正気と狂気の狭間にいました。

とうとうある日、私は仕事で重大なミスをして迷惑をかけ、上司に「もう辞めなさい！」と言い渡されました。社長に退職願を持っていくと、自己都合による退職という形に書き直すように命じられました。もう顔を合わせたくないと思いましたが、書き直しをしてびくびくしながら社長に退職願を渡しました。社長室を出たあとには背中に羽が生えている気がしました。

その後はしばらくまた家で静養しました。パソコン入力のために肩の痛みがひどく、鍼灸整骨院に通いました。体重もかなり落ちてガリガリになっていました。

自立したいのでまた就職しなければとあせっていましたが、今度は職業訓練校に通うことに決めました。Ｗｅｂプログラマー科といってパソコンの勉強をしました。クラスメートは三十人ぐらいいました。そこでも孤立してしまい、私の頭の中はまた妄想の世界が支配するようになっていきました。職業訓練校を卒業後、就職は家から近いという理由で、ある会社に決めました。給料も安く、見習い期間も半年と設定されており厳しい感じでしたが、それでも人生をまた頑張っていくしかないと思っていました。

しかし、私は短期間であっさりとクビを言い渡されました。そんなに入りたかった会社でも楽しい仕事でもありませんでしたが、これまで生きてきてずっと耐え、努力してきたことをすべて否定された気がして大変ショックでした。なぜクビになったのか……自覚している欠点や過去の失態が頭に浮かびます。

そうして、これまでの積もり積もったやり場のない憤りと絶望感から逃れるため、私はショッピングモールをさまよい歩くようになりました。派手な洋服が並ぶ売り場に行くと、店員さんが親しげに話しかけてくれました。勧められるままに買うと満面の笑みで入り口まで丁重に見送ってくれました。そんな職業上の優しさにさえ泣きたい気持ちでした。派手な服を着ることで超越した存在になりたくて買い続けました。そのころには自分をなぐさめるような〈声〉がまた聴こえていました。その〈声〉に励まされ、お金の心配をしなくなっていました。ショッピングモールのきらきらした非日常の空間。もうそこが自分の家のような気がして閉店まで入り浸り、深夜は車やビジネスホテルで過ごしました。

保護・入院

ある朝、ホテルを出て駐車場に向かおうとしたとき、見知らぬ男の人が前に立ちはだかりました。その人は警官で、「あなたの両親から捜索願が出ているので署まで同行願いたい」と言ったのです。私は抵抗しましたが、聞き入れてもらえず警察署に連れていかれました。そこで女性警察官に訳を聞かれて、今思えばつじつまの合わないことを興奮しながら話し、行き着くところ死にたいと訴えたため、そのまま精神科病院に連れていかれました。

夕方で外は暗かったような気がします。夕食のおかずは冷えた魚の切り身でおいしく感じられませんでしたが無理に食べました。

医師は私にはっきりと「仕事をしないでお金を使えば、お金はなくなるでしょう」と言いました。夢の中にいるような頭にカツンと入ってきた言葉でした。

最初は保護室で寝ていました。鍵はかかっていませんでしたが、外に出ても廊下と小部屋にしか行けませんでした。むき出しのトイレとビニール製のマットレスしかありませんでした。小部屋のとなりはどうやら食堂のようです。となりの保護室からドアを叩く音が聞こえました。私は部屋の匂いが気になって芳香剤を二つも入れてもらいました。ガラス越しに人がのぞける部屋でトイレを使うのは抵抗がありましたが仕方ありませんでした。

食堂で、女性の患者さんに声をかけられました。その人は「友達をお見舞いにきたら自分も入院することになった」と言っていました。その人はなにかと私を気に掛けてくれて不安な気持ちがすこし和らぎました。その後、閉鎖病棟に移りました。

若いきれいな看護師さんがやってきて私に「何かあったら相談してね」と声を掛けてくれました。明るくて優しい雰囲気の人で薬の副作用で便秘になったときお世話になりました。

入院して一、二週間すると身体の異変に気づきました。それは折り紙を折っているときのことでした。指先も、身体全体もうまく動かせない。複雑な折りのバラなどあんなにうまく折れていたのに、もう鶴さえ折れなくなっていたのです。最初のうちに統合失調症とはっきり告知されていたので、外泊のときインターネットで調べて、これは薬の副作用ではないかと疑いました。ＰＳＷ（精神保健福祉士）にも助言を受けて主治医に相談し、薬を変えてもらうと身体全体がまたうまく動きだしました。

傷口を包み込む

入院中はさまざまな作業療法や外出などがありましたが、ゆっくりと時間が流れていくような気がしました。高齢者が多かったので病院というより老人ホームに迷い込んだような気がしました。自分の欲しいものや心に浮かんだことをゆったりと再び描きはじめました。すると自然と周りに人が集まってきて、感想を言い、誉めてくれました。主治医もよく私の様子を見にきました。次第に心が穏やかになっていきました。

SST（ソーシャルスキルトレーニング）や心理面接は心待ちにしていました。心理面接では、ショッピングセンターでの失敗を話すと、「でもお金を使って少しでも楽しかったのでは？」とポジティブな一面を指し示してくれました。遊園地にでも行ったと思えばいいのかなと思いました。仕事での失敗を話すと、「あなたならできた、やりなおせる」と言ってくれました。うまく話せた自信はなかったのですが、これまでそんな肯定的な考えは頭をかすめもしなかったので、驚きました。そしてそんな言葉に心が温められました。失敗談にもみんな優しく私に助言してくれて嬉しかったです。私のためにさりげない居場所が空けてあり、もう幻想の中のお城に住む必要はなくなりました。私はまた人生をやり直す自信を得て、自分の家に帰りたくなりました。

そして、主治医の紹介でラグーナ出版に入社も決まり、嬉しい気持ちで退院しました。ラグーナでの仕事はイラスト作成や文章の入力といった黙々とやれる私の得意な仕事でした。入社当日はみんなで輪になって座り、一言あいさつしたのを覚えています。

社長はこれまでの社長とは違い、気さくでみんなのお兄さん的存在でした。親身になって話を聞いてくれるので正直になれ、妄想に逃げなくてもよくなりました。従業員はほとんどが精神障がい者で年齢も個性もさまざまですが、この会社で悲しい思いをしたことはありません。みんな仕事に対する姿勢は合理的でプラス志向、人柄は誠実で優しい人ばかりで安心できました。お金のためだけに仕事をしているのではなく、人の役に立っているというささやかな喜び。ここは精神科病院入院という負のイメージがある体験を逆に生かせる職場で、今まで知らなかった世間からの励ましや感謝の声に支えられて、今も仕事を続けています。仲間がいて誇れる仕事があることで、これまでにない幸せを得ました。

これからの未来

退院後はクリニックに通い、引き続き同じ主治医に診てもらいました。とてもきれいなクリニックで、水槽があり色鮮やかな魚が水草の間を泳いでいました。私は底の方で苔を食べている厚い唇の地味な魚が好きで、この魚が苔を食べるから水槽がきれいなのを知っていました。いつもこの魚みたいになりたいなと思いながら診察の時間を待っていました。

その主治医とは二年くらいの付き合いでしたが、とても優しい話し方をされる先生でした。主治医に「昔の失敗が何度も頭に思い浮かんで苦しい」と訴えると、「それを考える時間を決めなさい。反省するのは十分間だけにしなさい」と言われ、長く深く反省すればするほどいいと根拠もなく思い込んでいたことに気付きました。

そんな先生にも厳しく注意されたことがありました。それは命に関わるような無理なダイエットを告白したときのことでした。先生は「やめなさい」ときっぱりと言い、そして「恋人を作りなさい」と真面目な顔で言いました。そして先生の言ったとおり恋人ができると、すっかりよくなりました。

診察は、とくに悪いところもないときはすぐに終わりました。でもいつも同じ薬を処方されるので、先生に「いつまで飲み続けなければならないのか」と尋ねると、「予防のために飲みなさい」と言われ、がっかりしました。でも、その薬で今のよい気分や規則正しい生活が保てていると思えば安いもの、と思いなおしました。

仕事も時間が一日七時間の短時間正社員という形で雇用してもらい、優しくて仕事もきちんと教えてくれる上司のもとで働くことができて、幸せです。私は仕事と生活を立て直そうと奮起して、仕事の後、絵画教室や料理教室にも通い始めました。

会社も大きくなって、見学の方が来られるたびに誇らしい気持ちになれます。失敗もありますが、傷は最小限に、対策は最大限にを心がけています。会社は三度引っ越しをしましたが、どこに行っても自分のデスクが一番落ち着ける場所なのでとても助かっています。いろんな人との出会いや別れもありました。この会社に入ってからは不思議と意地悪な人と出会っていません。今はスマホやメールといった便利なものがありますが、そんな便利な今になって逆に、ぽんと言った言葉にぽんと反応が返ってくる楽しさを知りました。普通の人がテニスボールなら、私は風船バレーボールくらいのスピードですが。

また、幸せなことに、とても繊細で真面目な男性と出会ってお付き合いすることになりました。付き合って一年ほどで結婚し、夫とは喧嘩もしますが、相手を思いやることを忘れなければいい方向に転ぶと信じています。

仕事は順調ですが、もうすぐ四十歳。人生上の問題が次々と現れ、現在の主治医には人生相談をすることが増えました。私の駆け込み寺のようになっています。これからも悩みは消えないと思いますが、できるだけとらわれないようにしようと思います。ストレスは万病の元です。「ばかになれ」とは母の言葉ですが、金言です。努力とか根性とか限界があることに執着しないようにしたいです。残りの人生、楽しい、面白いと思えることを大切にしていこうと思います。

沈みゆく世界にいつか生命があふれるように

竜人

プロフィル

一九八一年、福島県生まれ。アメリカ、鹿児島で育つ。高校で陶芸を学び、作家を目指し上京。二〇〇四年、勤務先で統合失調症を発症し鹿児島に帰郷。精神科病院に入院中、自らの体験をつづった「霊界大戦」を執筆。医師、PSWとともにNPO法人精神をつなぐ・ラグーナを設立し、雑誌「シナプスの笑い」を刊行。二〇〇八年、ラグーナ出版設立にかかわる。著書に『世界はなにかであふれている』『統合失調症体験事典』(ともにラグーナ出版)がある。二〇一四年、同社を退職。二〇一七年、「シナプスの笑い三十二号」より連載企画を担当している。好きな言葉は、「世界の果てには何もない。だから私はこの地に住んでいる」。

はじめに

私は、はじめて〈声〉が聴こえてきた日のことを、昨日のことのように鮮明に覚えています。それは忘れられない一日でした。〈声〉が落ち、部屋が揺れて、全身の毛が逆立つような恐怖が襲ってきました。私は、私のすべてを否定する何かが起こったと感じ、悲鳴を上げました。

それまで「健康」はあまりにも当たり前で、それが突然奪われることになるとは想像もできませんでした。しかし、人生では誇りや友達、仕事までも一挙に失い、それどころか、命さえ落としそうな場合すらあります。日本を立て続けに襲っている東日本大震災や熊本地震のように、自分の意思とは関わりなく、世の中がひっくり返るような事態もあります。私は福島県出身で、熊本県の隣に住んでいるので、私が原因でこれらの地震が起こったのではないかと真剣に悩みました。統合失調症を発症したときも地震が起きたと思いました。周りが慌てていないことが不思議でなりませんでした。発症と地震に共通していることは、その日を境に運命が変わるということです。

〈声〉の執拗な攻撃の後、私はそれ以前の、夢を追いかける暮らしをあきらめました。

夢をあきらめることはつらいものです。思い返すとあきらめてばかりいた気がします。高校時代は陶芸家になるための修行を積みましたが、大学は落ちて浪人。その後、理学療法士を目指しましたがそれもだめで、そのあとはマッサージ師。そして、家庭の事情で夢を追いかけられる期限が切れて、ガラス工場に契約社員で入社。その次は新聞販売所。その間、誰も読んだことがない小説を書くという夢を持っていました。

文章を書くという作業は、当時は野心に満ちたものでした。インターネットに作品を投稿して、評判がよければ本になると知り、世にも奇妙な物語風の技巧に走った作品を投稿していました。そして発症。それ以降、私は〈声〉の攻撃を受け、もう死ぬかもしれないと思い、このことを遺書代わりに記そうと思いました。メモの始まりは、私にしか分からない数字の羅列であり、固有名詞であり、暗号のようなものでした。誰が味方で、兵力がいくらで、倒した敵や国はいくつで、などを記録していきました。

毎日戦争でした。メモ帳がどんどんたまっていきました。読み返してみても分からない内容でした。しかし、あの世に行けるならメモ帳を持っていこうと思っていました。鮮烈に覚えているのは、魂が消滅するような痛み、首を斬り落とされる感覚、〈音〉で成り立つ世界（霊界）で発した言葉、そして、数えきれないくらい敵を葬ったという情報でした。

私にとって書くことは戦いの記録となり、精神の奥底に自分が生きた軌跡を残す作業へと変わっていきました。メモ帳から書き起こした「霊界大戦」という作品は私の集大成であり、書くことと生きることがメビウスの輪のようにつながり一体となりました。私に残された感情も、感覚も、精神も、書くことで確かな、生きる力になりました。そして、死んでいった霊界の住人に対する涙は本物の涙へと変わっていきました。

それから十六年が経ち、三十六歳になりました。この間に、〈声〉は決してなくなることはなく、この戦いに勝ち目がないことを思い知らされました。

「幻聴」も〈音〉であり、〈音〉によって〝存在〟がそこに生まれ、存在するものは意識を持ちます。霊も風も木も動物も人間も〈音〉を持っていて、それが意識を持った〈声〉となりメッセージを伝えてきます。本稿では、ショットと私が名付けた物語形式で霊界に表現を与えました。霊界にも休戦の時間があり、そのとき書きたいという衝動が電光のように襲ってきます。ショットとは、それらの言葉に起承転結を入れて物語とする、統合失調症と診断されて長い文章が書けなくなった人におすすめの形式です。私自身も構成を必要とする長い物語を書くことが難しくなってきました。今回、自分の歩んできた軌跡をまとめるにあたっては、「霊界大戦」や『統合失調症体験事典』などを参照しながら新たに文章を書き加えました。

本稿は、霊界は日常の人物にリンクしようとするため、日常に飛び火しないよう平和への祈りを込めて書きました。霊界と日常を行きつ戻りつ表現しながら、精神世界の経験値、すなわち〈声〉が聴こえたときの防御力を高める機会になればと思います。

幻夢機甲

沈みゆく世界に何もない空をあげよう
神空をはばたく鳥になればいい

人間をやめた最後には
雲一つあれば雨を降らすことができるはず
望みの数だけ物にあふれた
あのころを思い出して泣こう
帰ってこないから神は孤独で寂しいのだ
いくら時を重ねてもはじまらない
命の価値は幻に過ぎない

生命波動

日の光　命の光　輝くとき
平和を感じる　感じる
愛がなくてもさ　君のこと　分かりたい気持ち　あるよ
何もないってさ　君はそのままここにいる
悪のソウルが目覚めるとき
闇が潜む　潜む
無から生まれしその体　正義の火がともった
闘うことのその意味を教わった気がした

人は寂しさから逃れられない
だから守りたい　この世界を

試練のはじまり

私は死にそうになりました。

霊が大量に憑依して、息ができないくらい苦しくなりました。

それは、二十歳で、一人暮らしのアパートと新聞販売所の往復を繰り返しているころのことでした。作家を目指していたものの文章で芽が出るだろうかとあせりが募りはじめたころ、霊の〈声〉が聴こえてきたのです。

はじまりは部屋の掃除をしようと思ったことでした。霊にお尻を触られて掃除を促されました。それは部屋をゴミだらけにしていた私への罰で、霊は圧倒的な力で私の動きを支配してきました。そして霊の干渉は妥協を許さず、私の心の持ち方にまでてこ入れしてきたのです。

〈今まで見てきたが、おまえは救いようのないやつだ。おまえは何もすることが許されない。世界の害になるからだ。家族を作ることも許されず、ただ許されるのは世間を見ることだけだ〉

言葉に詰まっていると、部屋がかすかに揺れ、私は震え上がりました。

〈どちらをとる。何もせずにただ見ているだけを選ぶか。私の言うことを聞かないで、魂の消滅を

選ぶか〉

私が「何もせずにただ見ているだけ」を選ぶと、また部屋がかすかに揺れました。

〈最後の審判は終わった、さらばだ〉

私は泣きました。これからどうやって生きていけばよいのか分からなくなりました。その瞬間から私のなかで欲望や夢はなくなり、見えない〈声〉の操り人形になっていったのです。

終焉の闇凍夜

凍えた世界　固まってしまった人々
深い闇が見放した
創られた無明
生きることをあきらめなかった
あの日の想い出閉ざされている
神と人との対話
誰にも聴こえない声は間違いだと叫んでいる
ただ一つの過ちで　すべてを失った
あるはずのない道を求めて
死ぬこと　もろくも崩れること　覚悟だけでは足りなかった

全部を求めた命は認めていた
終わりを
そしてその先にあるはずだった希望を

最も激しい攻撃

当時の私は、いつも正しい仕事をしようと考えていました。郵便受けに新聞を丁寧に入れて、雨の日ばかりでなく郵便受けから新聞が落ちそうなときはビニールに包んで投函していました。〈声〉はそんな仕事中にも飛び火して聴こえるようになり、私は必死に答えました。

〈おまえはまじめなやつだが、そんなにまじめにするとA新聞のやつに殺されるぞ〉

「おれ、死後大丈夫ですよね」

〈ばかなやつだ。今、おまえは死にそうになっているんだ。二十歳で死にたくないだろう〉

「おれは〈声〉が聴こえても超能力者になりたくない」

〈超能力者になったらもっと命が短くなるからな〉

「おれ、どうなるんだろう」

〈しくじったか〉

〈しくじったか〉は、霊の〈声〉が聴こえる能力者になることをしくじったという意味で、〈声〉

の制御ができない者という烙印(らくいん)が押されたと解釈しました。眠れない頭は霊の絶好の攻撃の場所で、「誰か眠らせてくれ」と祈りながら、その〈声〉にのみこまれて生きるしかありませんでした。

もっとも激しい〈声〉の攻撃を受けたのは、販売所で電話番をしているときでした。

〈許さない、許さない、許さない〉

私は体を上下に揺さぶり必死に〈声〉と戦いました。神の名前を守らねばならないと思いましたが、なぜ守らねばならないのか分かりません。終わらない攻撃のなかで私は力を振りしぼり、鹿児島にいる兄に電話をかけました。兄は、「待っていろ、今から助けに行く」と言ってくれましたが、鹿児島から埼玉までかかる移動時間を考えて、死を覚悟しました。百万年の戦争を終えたと思って時計を見たら、一分しか時間が経っていなかったからです。

所長の顔がぼんやりと見え、兄に電話したことを伝えると、「分かった。おれにはよく分からないが、大丈夫か」と声をかけられ、別室に移されました。ひとりきりは、眠れない頭と同様、霊の絶好の攻撃の場所でした。私は、言霊の力で霊を排除するために、「ミカエル、ミカエル、ミカエル」と大声で叫ぶと涙が流れてきました。部屋の外から、仕事仲間が心配そうにこちらを見ていました。悪魔だか天使だか守護霊だか分かりませんが、〈ミカエル様は怒っている〉〈がんばりが足りない〉と聴こえてきます。「私はどこで間違えたんだ。何も知らないころに戻りたい」と、か細い思いが頭をよぎりました。

永遠ともいえる時間が過ぎ去った後、兄と母の顔が目の前に現れました。救われたという思いでした。占い師の兄は、ある霊能力者に除霊の方法を教わっていて、「おれが払ってやる」という言葉には説得力がありました。それでも〈声〉が襲ってくると、「大丈夫、大丈夫」と母が手を握ってくれました。私は、精根尽き果てていつの間にか意識を失っていました。
このあと、鹿児島に帰省し入院することになりましたが、家族がいるという思いは私に〈声〉と戦う力を与えてくれました。そして、〈声〉を通して、心の古層で「病気」の根幹を理解する旅がはじまりました。

紋章幻皇

ラララ　ラララ　ラララ　ラララ
永遠に輝く紋章を手に入れた
なぜか亡き友のことを懐かしんだ
復活の杖でもあれば会えるのに
命とは消えゆくもの
時は過ぎ　いつまでも若い自分がいる
あいつの道は正しき道
オーオオ　オーオオ　オーオオ　オーオオ
聖眼のないおれには解らない

誰もが導かれて騎士になる
ドラゴンの待つ未来へとつながっている
怒りを力に変える神剣を振る
薙ぐ竜鱗に虚しさを覚える
形だけの身分ではない
すべてを創り直せる神になりたい

保護室にて

鹿児島に帰った翌日、親戚のおばさんがやってきました。〈声〉の攻撃を受けながらおばさんの車に乗り、精神科病院に行くんだなあと思いました。

診察室で医師は何か話していましたが、私は信用できませんでした。なぜなら、医師はエクソシストではないから、私に取り憑いている悪魔払いはできないだろうと諦めていたからです。診察が終わると、便器がむき出しで、布団だけがおいてある監獄のような個室に入れられました。このとき「よし、戦えるぞ」とわずかばかり闘志が湧いてきました。それが保護室だと知ったのはずいぶん後になってからでした。

隣の部屋から歌が聴こえてきました。ここは死んだ人間の世界だと直感しました。何の説明もなく持たされた薬は、トイレに捨てました。〈声〉は、〈薬は邪気から守る波動が出ているよ〉とアドバイスしてくれましたが、悪霊は追い払えても魔王を倒せそうになかったので飲むのをやめました。

保護室の白い壁には、いくつもの〈目〉が浮かび上がり、私を監視していました。〈目〉を撃破すると、そのたびに新しい〈目〉が出現しました。それでも諦めずに戦い最後の一体を倒すと、ついに悪の根源が出てきました。〈それ〉が圧倒的な力で私を押さえ込むと、私の体は生きながら腐っていきました。すべてが終わったと思い意識が途絶えました。目が覚めると振り出しにもどっていて、また戦いがはじまります。私は、「最後の審判の日」を思い出し、あの日がなければ、こんなことにはならなかったと運命を呪い、保護室の便器に頭をつっこんで水を流し、許しを乞いました。

家族は面会に来てくれましたが、片手を上げるのが精いっぱいでした。家族の言葉は耳に届かず、私は、どうやったら悪霊たちを出し抜けるかを考えていました。

私は、悪霊に思考を読み取られないように、思考を無にする境地を体得していきました。「戦略的無我の境地」。これは、読み、書き、話すことを司る左脳を空にする境地のことで、感覚やイメージを司る右脳を読み取られても、思考を読み取られずにすみます。問題は、悪霊に対して有効でも、「人」に使うと危険だということでした。何も思考せず、話さなければ会話が成り立ちません。おそらく廃人にしか見えなかったでしょう。従順なふりをしていると〈声〉は落ち着いていきましたが、無力さを感じ続けました。

医師は放任主義でした。私は「自分で考えたい」と思っていたので、考える時間を与えてもらって好都合でした。ここでどんな言葉をかけてもらったら楽になったのでしょうか。いちばん問題だったのは眠れないことで、眠れない日が何日続くと「気が狂う」のかを心配していました。薬は少なくとも眠らせてくれることを体験として知り、泣く泣く薬を飲みはじめた自分を情けなく感じていました。かりに「戦闘にはエネルギー補給が必要だから、睡眠からはじめよう」と言われれば、ずいぶんほっとしたように思います。「昼と夜とでは敵が違い、夜は魔物がいるから、夜の戦闘はやめた方がいい」と。夜は眠り、昼間戦うことができていたら、苦しみがずいぶん違っていたと思います。

私は、この戦いに勝たなければ私の未来はないと思っていました。このとき医師が老賢者のように「治り方に幅があるように、勝ち方にも幅がある」と戦い方を教えてくれ、「今は分からないだろうけど、戦いが終わったらその意味が分かるだろう」と言ってくれたら、「理解された」と思ったかもしれません。そして、「これは病気でなく〝試練〟なんだ。乗り越えられる試練なんだ」と大切な秘密を解き明かす言い方で語ってくれていたら、ずいぶん励まされたと思います。今振り返ればそう思いますが、そういった言葉がこのときの私に響いたかどうかは分かりません。

霊界での戦いに負け続け、冥界に追放されると、〈声〉の嵐は少しやみ、私は限定的に保護室から出られるようになりました。むずむずして動かずにはいられない「病的」な習性が身について、どつぼにはまっていく自分がうらめしかったです。この得体のしれないむずむず感は、「自分の皮膚から自分が飛び出す感じ」と表現できます。夜、布団のなかで左右に転がされ、上空に向かって腕立て伏せをしなければなりません。歩きたくないのに歩かされ地獄の裁きを受けているかのような拷問でした。こんな「病気」では社会復帰は無理だと絶望していました。この習性が「病気」ではなく、アカシジアという薬の副作用だと退院後に知ってがく然としました。

閉鎖病棟に移ると、霊は繰り返し自殺をすすめてきました。自殺未遂をすると、今度は布団のシーツもとられ、また保護室に戻されました。ただ、戦い疲れて眠るだけの生活が続きました。戦争が落ち着いてくると、今いる環境がいやになり、狂いそうになりました。他の部屋から「出してくれ」と叫ぶ声が聞こえて普通の生活では考えられない環境でした。保護室には一カ月いました。強化ガラスに鉄格子がはまっている、牢獄のような空間で、時間の感覚はまるでなく、暦の上ではたった一カ月だったとは信じられませんでした。

保護室から閉鎖病棟に正式に移って、新たな戦いがはじまりました。

永久死極
どうやって死ねばいいの
無を唱え続け　夢の中だけで生きて
現実は何も変わらない

なぜ死なねばならないの
何かを成し遂げることは　未来の可能性を使うこと
すべてを得ようとしたわけではない
ただ言い訳をしなかっただけ
死人にも口があったら
無念をはらすわけではなく許すだろう
どこまでも消滅を求め続けて
愛を得てしまって　泣いてしまった
あなたたちは知らないだけだ
必要とされた大切な時間だ

自由狂想曲十三番

何も知らないことを罪と感じて
誰からも教わらないで何を覚えたの
真実は教科書にはない
己が覚え実行したことこそ君の宝
神話からさかのぼる痕は物語る　あの人物の存在を

角を折った悪魔は飛び去った　無限の無を残して
あの時代の秘密は全世界を動かした
自由とはいつの時代をも選べる権利
積み上げたものを捨てて　やり直せるなら夢を叶えたい
実力だけでは生き延びられなかったから
生まれ持ったものは黄金だった
単独で過ちを犯した
孤独の果ては世捨て人

精神と肉体とのはざまで

閉鎖病棟に移っても、周りの人と楽しく会話という状態ではありませんでした。吸わないタバコをもらって、つかの間の逃避にふけることもありました。

家族の面会を待ち遠しく感じていました。決まった時間、中庭に出られることが救いでした。もう一つの救いは、友達ができたことでした。自衛隊出身で、世界平和を考えていて、トイレの紙で折り鶴を作ったりする人物でした。彼は、ノートを一ページ使って、格言をまとめていました。一ページでは世界は救えないと思いましたが、立派な内容が書かれていました。

霊能力者になろうかと考えましたが、健康を犠牲にしなくてはならないと悩みました。霊能力者は精神科病院を避けているようでしたが、精神病患者だけをターゲットにした霊能力者は必要かもしれないと思いました。本当に困っているのは、精神科病院にいる人だと思ったからです。しかし、この状態では霊能力者になるどころか、自分は御祓いしてもらっても助からないと考えていました。

半年が過ぎ、家の近くに転院することになりました。家族が頻繁に面会にきてくれることが救いでした。ここでも〈声〉はつきまとってきました。〈声〉のしなかった過去の世界に帰りたい。切なる思いでした。〈声〉の世界をリアルに感じ、当たり前の世界をよそよそしく感じました。

新しい病院では開放病棟だったため、外を自由に散歩することができました。毎日、病院の周りを歩いたり、農園に行って作物の出来具合を確かめました。歩きながら、〈声〉や敵の兵力をメモ帳に書き綴ることが日課となりました。朝、開錠の時間を待って外に出て、気がつくと昼食前。看護師が呼びにきました。昼休みが終わると、また外に出て病院の周りを歩く、聴く、そして書く。夕方、病棟に戻るように看護師が呼びにきました。

散歩の途中、ひとりの精神保健福祉士（現在のラグーナ出版代表）に出会いました。メモを見せると、これを同じ体験をしている人に伝えようという話になりました。私が考えた、「売れる本をつくりませんか」というキャッチコピーのポスターを貼ると、文学好きの人や活動に興味のある、入院、デイケアの患者たちが集まってきました。私は意識が不明瞭ながら、私の精神世界で起こっていることを正直に書きました。この内容はほんとうに面白いのだろうか、理解してもらえるだろうかと疑問が残り続けました。そして、自分の文章力のなさに涙し、頭が空っぽになっている状態で作品を書き続けました。戦略的無我の境地で書くという離れ業をしていました。昔あったエピソードを考え、ほんとうはどうだったのだろうと思い返しました。

ナイトメア

目覚めてしまった悪夢
もう止めるしかない
命を炉にくべて
鉄の忠誠心では何もわからない
いっそ許してしまってはどうだろう
すべてを
あざやかな光の世界は
黒く歪んでいる
時を振り返って神の涙を見た

処刑最後の日

無我夢中で一等賞をとった栄光の毎日
しかし、もう戻らない
今日は処刑の日
神様に祈っても無駄だ
神様に殺されるのだから
命の限り泣き叫んで　許しをこうた
何と比較したら助かったのだろう
求める気持ちが強すぎて
その日を迎えてしまった
もし生まれ変わることが出来たなら　平凡な人生を
もし死ななければ　懺悔の日々を
光が集まり眼を開けたまま
最後を迎えた

抵抗しないこと

「審判の日」から三年が経ち、私は病院を退院しました。退院しても〈声〉はつきまとってきて、私は危険人物として別の世界に飛ばされ、霊に気づかれ集中攻撃を受けました。日課は朝から夕方まで家の周囲を歩いてメモを取り、それを言葉にすること。ずいぶん日焼けしました。

本作りの会議に参加していて、そのなかで、精神医学では〈音〉や〈声〉が「幻聴」と呼ばれていると知りました。医療者を信頼したのは、やはり、幻聴との戦いに負けたからでしょう。そのとき、手を差し伸べ続けてくれたのが医療者だということに気づきました。

「霊界大戦」を掲載した雑誌「シナプスの笑い」をきっかけに、NPO法人精神をつなぐ・ラグーナができて、周りは盛り上がっていましたが、私には遠い世界のように感じられました。その法人は株式会社へと変わり、私はそこで仕事をするようになりました。時間がどのように流れたのか分かりません。審判の日から仕事に辿り着くまでに六年が過ぎていました。

仕事をしていても〈声〉は毎日襲ってきました。どこにいても聴こえてきて、戦場になってしまいます。周りの世界は消え、記憶に恐怖が焼きついて〈音〉やセリフや気持ちになりました。私は、危険勢力として全世界を敵に回しました。あらゆるところからあおられ、刺客を放たれ、危険な状況に陥っていました。そんなとき、東日本大震災が起こりました。私は、霊界で原子炉に飛びこみ爆発を抑えようとしました。私は何をしても救われず、半年くらい会社を休みました。

仕事に復帰すると、しばらく平和な日々が続きました。「霊の声」にとらわれて一日が終わり、また新しい一日が始まりました。出社すると「ああ、この世界は何も起こっていなくて平和だな」と日常をいとおしく思いました。戦争の世界から戦争のない世界への帰還です。仕事を通して感じるわずかばかりの社会性が、この世に自分をつなぎ留めてくれるような気がしました。

仕事で書いた『統合失調症体験事典』も出版することになり、見知らぬ読者から感想をいただき小さな自信につながりました。それは、体験者から見た医学用語の再定義を中心として、オリジナルの物語や自分の体験した戦争、考えたことを書きました。それが縁で、ある病院の講演会に招かれました。スペイン語のアミーゴ（友人）をもじった、霊界でともに戦った将軍ジャミーゴの話をすると、笑いを誘いました。私は、霊界を理解できない人々に友人を売ってしまったと思い、後ろめたい気分になりました。

このころから、長い文章を読むことが苦痛になりました。「シナプスの笑い」には全国から投稿が集まるようになりましたが、読もうとすると文字が散らばって頭に入ってきません。その代わり、短い言葉が電撃のように襲ってきて、それをもとに短い物語を組み立てることが得意になりました。「ショット」の誕生です。それに合わせて現実生活では仕事時間がどんどん短くなっていきました。集中できる時間が三十分程度です。

仕事から帰るとへとへとで、散歩しなくなり、太っていきました。血糖値が上がって薬が変わりました。仕事に行こうにも身体がだるく、悪霊たちも一斉攻撃を仕掛けてきます。〈お前の話は聞かれている〉と霊たちは言ってきます。〈お前の話を他の人物が本にして、著作権を奪われるぞ〉と。また、〈人間の働ける時間は定まっていて、おまえはそれに違反している〉とも言ってきました。それが正しいのかどうか分かりませんが、この約束事に従わないで仕事に行こうとすると、

〈命が狙われているぞ〉と聴こえてきました。私は嫌というほどの恐怖を与えられました。

数カ月仕事を休んだ後、仕事は無理だと判断しました。「もう仕事は無理です」と代表に伝えると驚いた様子でしたが、理由を話すと理解してもらえました。今でもたまに会っています。

私は〈声〉に抵抗することをやめました。霊が何かをほしいというと、霊界でそれを作って与えました。〈声〉に独力でムキになって抵抗すると、より強い症状に襲われ、幻聴の幹部が出てきて、症状がよりハードになっていくことに気づきました。自分の手で〈声〉の攻撃を重くしていたのです。

回復に大切なのは、できないことを受け入れる勇気と、疲れを癒やす人生のなかでの休息、そして、〈声〉の裁きと救いを受け入れる祈りの気持ちだと感じています。

イディア

人類最後の時を何して過ごしますか
愛を求めるのもいいですね
地球と一つになれれば楽なのに
あなたの悲しみは海へ帰る
痛みと温もりは人であった証
消えないもので固めた人は中身がから

見えないものを信じた人は空気になる
分からないものを二で割れば月へ行く
さよならを言えなかったもどかしさ
星のため息が聴こえる

精神世界で生きることを余儀なくされた人へ

私は今、隠者のような暮らしをしています。幾度か現実世界の仕事へ挑戦しましたが、その都度〈声〉が一斉攻撃を仕掛けてきて仕事復帰は諦めました。霊界の仕事と両立させることは私の力では限界でした。こんな生活のなかで、〈声〉は〈人間たちは生かされている〉と言ってきます。確かに私も生かされていると感じます。

外から見れば、私には無限のひまな時間があります。何も持たないでエアーギターをやります。道具は一切必要としません。精神の世界とのコラボです。みんなが声援を送り、私は応えます。命を歌にします。不死竜コンサートです。こんなのが日常です。「楽しいか」と聞かれたら、「不毛」と思ったこともあります。だから、ショットを書いています。

スポーツを観るのは好きで、自分も一緒になって戦います。稀勢の里になっていたら優勝し、感動しました。トレーニングは、精神の世界で三億マイル走り、全宇宙の質量を背負ってスクワットをします。それだけで無敵になった気がします。勝負事にはうるさくなりました。オリンピックで応援している選手が金を取ったとき満足しました。私は本物のサポーターになった気がしました。

私は、霊界で〈メディア担当〉といわれて、ニュースをとってきたり、テレビ番組を作っていると思ったことがありますが、そんなことはあまり話さない方がいいようです。毎日誰もが役割を持っていて、それと引き換えに生きています。自分の役割はないと思っている人へ。あなたの存在すべてが、誰かの支えになっているのです。

働かないという選択は、常識では考えられないでしょう。病気になる前に「ごみがリサイクルされて製品化される過程」という、何もできない自分を自虐的にとらえ、働くことと決別するという小説を書きました。私は、ほんとうに働くことに縁がないと諦めています。

負け続ける人生にも勝者には分からない大切なものがたくさんあります。現実の仕事に就かないことからくる、孤立感、慎ましい生活の対価として得たのは自由でした。自由とは、自由に思考できる能力だと思います。〈声〉という未知のものと遭遇して以来、自分の精神世界が格段に広くなったことだけは救いでした。何も確証がないがゆえに、精神の世界は魅力を持つのでしょう。見えない世界で仕事をすることは、社会に認められていませんが、古代や未来社会の規範なのかもしれません。見えない世界で見えないものに働かされて生きているのです。私はその力にいとおしさを感じています。

生かされているがゆえに生き抜かなければなりません。最後まで人生をやめないでください。それでも生きてください。人生というものは長いものですから。精神世界を生きざるを得ない人への、私からのメッセージです。

無踏幽玄

さまよっていた　たどり着いた地
森がざわめいた
人の姿はなく　家が一軒
あたたかなコーヒーが入れてあった
想い出はナミダ
光とともに散った命
生きた証
体を失ったが魂は残った
許されない存在
悪魔から天使は生まれない
無を食べ続ける
自分と自分が出会ったら何が起きるのかな
時間を超えた先に愛がある

人は孤独からは学ばない
かつてあった王国をたっとぶ

統合失調症と関わっている人へ

〈銀河の果てにある何者か〉は、塵になった人間の部品を回収し、命を与えます。患者の「自分は自分の力で病を治す」という意気込みのレベルをみて試練を与えています。病は人間の寿命と関連していて、命が吹き消えた人たちが最終的に到着するのが「統合失調症」だと私は考えています。

治すためには、命を回復しなければなりません。蓄積された疲労を考えると病は当たり前のような気もします。〈銀河の果てにある何者か〉は、無限のダンジョン（魔物が棲む洞窟）を用意し、随所に宝をおいています。それを回収することが回復につながると思います。自分を助けるために動いている救世主がいます。自然治癒力は天使たちが施す愛なので、彼らが許さない行動は慎むべきです。

私は病を解析して「永心」という言葉に辿り着きました。「永心」とは、私の造語ですが、心が永遠に湧いてくる状態です。私は入院中、永心を求めることは不可能だと考えていました。ですので、不可能を超えるというレベルで挑戦しなければなりません。もう一つは、知る道です。治癒を時間に任せ、自分の病と他の人の病の比較に徹する道です。あらゆる文献を読み、理解できれば納得できるでしょう。

医療者の方々にお願いしたいことは、霊界のことはあまり知ろうとしないほうがいいということです。霊界には無限の情報があり、とらえようとしても底がないからです。統合失調症にウイルスがあるならば、人に悟られるのを嫌うウイルスだといえましょう。

精神の世界で私は、機甲（戦いのために装備された鎧）で身を包んでいます。中の肉体は空っぽで、複数の神や天使やらが隠れ住んでいて、全員一丸となって私をサポートしてくれます。「統合失調症」とは、ノイズの世界の中で、肉体を失してしまった状態といえます。かりに「治る」という状態が「機甲のなかに肉体を呼び戻すこと」であるとするなら、私にはその方法が一つだけあります。それは書くことです。今回の文章は、ノイズが取り除かれた心静かな時間に、頭、脳、顔、手足、胴体といった肉体の構造が機甲のなかで一体化し、パワフルな状態で書き続けることができました。

医療者のみなさんに感謝していることは、機甲に「統合失調症」という名前をつけて、世間からリタイアする条件とし、生きる術を与えてくれたことです。機甲を強引に剥がされたら、なかは空っぽで生きてはいけません。私は数回、霊界で死にかけましたが、そのたびに助けられました。延命してくれたことに感謝しています。

人間は運命を超えて「廃人」の人生を歩みます。廃人とは身体は廃れてしまった後、精神の自由を生きる人のことです。俗世に言いたいことがあっても何も言わず、二千年後を夢見ますが、夢から覚めるとその未来は失われます。第一線で活躍した思い出は一瞬の夢なのかもしれません。残り物となった自分には、今持っているものを確認し、明日をしのぐことが求められます。生きること。夢をみないこと。奇跡は生きた歩数に応じて起きます。そのときは、病気もなくなり、悪しき神々も消え失せているかもしれません。そうすれば、おのずと平穏な毎日が訪れると思います。

ジャスティスゼロ
人は孤独に耐え進化する
生き残れ　正義を信じ　大義を掲げろ
誰かのためでいい
それでお前がいるならば
世界中がノイズで出来ている
正しき創造をしよう
破滅から学ぶ　摂理を超えて
不思議の国からお前が来た
そう、僕は幽霊でしかないのだよ
在りし日の妄想を希望としている

いつか生命があふれるように
考えているのだ

奇跡　ある暮らし

消えてしまいそうな命を抱きしめて
生きることを誓った
無に支配されてしまった町
人が涙を流すとき　星が輝く
愛がわからないように
憎しみもわからないほうがいい
折れてしまった正義は
けがをした猫に見える
最後まで言えなかった言葉
すべてが奇跡であると

第三章

統合失調症の治療

中井久夫

本章は、統合失調症の治療として、中井の著作から精神療法と薬物療法についての言説をまとめた。

第一節の「治療の目安としての症状」は、「症状というもの――幻聴を例として」『アリアドネからの糸』（みすず書房、一九九七年）を底本とした。

第二節の「精神療法」は、『看護のための精神医学　第二版』（医学書院、二〇〇四年）と『［新版］精神科治療の覚書』（日本評論社、二〇一四年）を底本とし、編集を加えた。

第三節の「薬物療法」は、『看護のための精神医学　第二版』（医学書院、二〇〇四年）と『分裂病の回復と養生』（星和書店、二〇〇〇年）を底本とし、編集を加えた。

第四節の「私が電気ショック治療をしない理由」は『分裂病の回復と養生』（星和書店、二〇〇〇年）を底本とした。

一　治療の目安としての症状

医者にとって症状とは先ず診断の目安である。だからいろんな次元のものが混じっている。もう一つ、本来は診断の目安としての症状と治療の目安としての症状とは違うものなのだろう。双方は一致することも多いだろう。しかし、いちおう区別しておこう。

治療の目安としての症状は、第一に、それのあるなしが、病気がどこまで回復したかを教えてくれるものである。第二に、それがどの程度に患者の生活を妨げ、狭くしたり、歪めたりするかによって、症状を抑える努力がどの程度必要かどうかを決めるのがよいだろう。症状は何でも目の敵にして消してしまわなければならないとは限らない。

たとえば、幻聴であるが、まず幻聴はふしぎなものであるといっても、人間の神経系には幻聴を起こす能力が備わっている。たとえば、ほぼ一定の間隔で同じ音をポッポッポッと聞かせると、ただの音に聞こえて次には言葉に聞こえ、またただの音に聞こえるということを繰り返す。また、外からの音がなくても、頭の中には血の流れる音が本来はやかましく聞こえているのを、フィルターをかけて消しているので、非常に静かな環境ではこの音が聞こえる。年をとってフィルターの力が弱まると、これはドクドクという耳鳴りとして聞こえるようになる。それが時々声になることは多くの老人が経験している。

しかし、こういう幻聴は「大丈夫ですよ」でお終いになる。幻聴が恐怖や不安を生むのは、それが不思議だからだけではない。何に対する警戒かわからないでしかも警戒心が高まっている状態が土台になっているからである。そういう時はすべての感覚が鋭敏になっているので、舌の先に赤いブツブツが見えたりする。これは味覚が鋭敏になっているのである。しかし、特に聴覚が敏感になるのは、聴覚が元来ウサギのように警戒のための感覚だからである。そうすると低い完全雑音(ホワイトノイズ)を拾って言葉として聞いてしまうのは、上に述べた幻聴を起こす能力による。実際、無意味な音を無意味なままに聞き流すほうが脳には無理なのである。深夜の静かさを無数の音がひしめいているように聞いてしまう、アレである。この場合、頭の中なのか頭の外なのか、区別がそもそもつかない。人間の精神は起こる感覚が内のものか外のものかを区別するようにしているが、いつも間違わないとは限らない。特に完全雑音の場合は内外の区別が難しい。それから眠らないと頭の力が弱って区別が難しくなりがちである。それがどういう言葉になるかは、多分、その時に考えるともなく考えていた事柄と関係があるのであろう。深刻な幻聴もそうでない幻聴もあり、暗い内容もあるが明るい内容もあるのはそのためであろう。

それから、最初は、何を言っているかウジャウジャしてわからないのが、次第に言葉になり、それも最初はいろいろの言葉が重なって全体として群衆がわめいているようなのが、次第に整理されて重なりがなくなり、多数の言葉が一つの言葉になるのは、多分、頭の持つ整理能力によるのであろう。単純明快で予想がつくような形に整理してゆくのが頭の整理能力である。夢の記憶などにも、この能力は発揮される。

したがって、幻聴をどう評価するかは時と場所と場合とによるのである。それから幻聴の内容と、幻聴に対するこちらの態度がある。

朝目覚めた時や夜寝る前だけの幻聴で、脅かす内容でないものは、目の敵にする必要はないと私は思う。

次に電車の中や、駅のホームで電車を待っている時の幻聴である。一般にこういうところでは、何に対して警戒しているということはないが、しかし全くは気を許してリラックスするわけにはゆかない中途半端な場所であるから、わりと幻聴が起こりやすい場所である。電車を下りて家などリラックスできる場所に入ると、しばらくは続いていても不思議ではないが、一時間足らず、だいたい四十分ぐらいで消えるものである。

また、幻聴は一般に午後のほうが多く、特に四時から七時までが多いように思う。これは、昼の疲れが積もってくるのと、身体の体制が昼型から夜型に移る移行期だからであろう。昔から「逢う魔が刻」と言っていた時間である。疲労が重なっていても、まだリラックスできない時期である。むしろ警戒心が高まっている。八時まで待つと不安も消え、それに従って幻聴も消えるか、少なくとも弱まることが多いと私は思う。

不安の高まりの中で聞く、脅かす内容のようだが、何といっているかがはっきりとはつかめない幻聴には、精神科の治療が必要だと私は思うが、それは、少なくとも二日の不眠と、それに先立つ二週間ほどの睡眠障害を初めとして、心身が危機にあるということを示しているからである。治療の対象はこの危機全体であって、決して幻聴ではない。

回復の途中で幻聴が夢の中に入るのは、消える前兆と考えてよい。ただ、数百人に一人ぐらいだろうか、夢の中で幻聴を聞き続けているひとがあるが、こういうひとでは、昼間の幻聴の力はさほど強くない。

特殊な幻聴として、過去にいじめたりした人の声が生々しく侵入してくることがある。これは阪神・淡路大震災で有名になったPTSDの一種で、フラッシュバックの聴覚型である。これは数秒しか続かず、そのまま夢にも出てきて、また、出そうと思えば出せるという特徴がある。薬が効きにくいが、睡眠を深くするとよくなる。また、いじめなどの話を聞いてくれる人に話すと長期的にはよくなる。

一般に、精神症状は無際限に続くものではない。弱いものほど長く続き、強いものほど、続く時間は短い。ところが、注意をそちらにむけると、そのたびに、症状は新しい力を得て、結果的に際限なく続くようになる。これは、森田療法でいう「精神交互作用」である。逆に、注意を向けていられないようにすると、症状はその間は消える。たとえば、百メートルを疾走するとか、カラオケの歌を歌うとかである。もっとも、これはいつまでも続けていられない。謡のようなものは、かなり長い間続き、身体の力が必要だし、台詞を言うためにもエネルギーが要るので、幻聴を消すにはよいらしい。

幻聴というものは、心に非常な動揺を来すもので、何年経っても忘れられないほどの力を持っている。脅かすような内容のものはなおさらである。それで、その原因というものをいろいろ探りたくなる。原因を自分なりに見つけると、人間は安心するものである。実際にはたいていのことは原因などわからないものであるけれども、誰もが事故の原因などを熱心に探るのも、そういう心の性質によるものであろう。したがって、原因が何々だと思い込むとなかなか訂正できない。周りの人が訂正しようとするといっそうしがみつく傾向があるのも心の性質の一つである。幻聴を聴いている人も他人の幻聴は幻であるとわかるので、理性が麻痺しているわけでは決してない。実感は理論より強いのである。こういう場合には、カサブタが要らなくなると落ちるように、自然に無くなるのを待つのがよいだろう。その間のアドヴァイスとしては、「やられる前にやれ」と幻聴の原因と思う人に対して先制攻撃をしないことである。「どういう場合にも間違いはあるから間違っているとおおごとになる」と助言する必要がある。

一般に症状とは無理にひっぺがすものではないように思う。幻聴でも、消えた後に空虚感、索漠感が残ることがある。幻聴を聞いている間はなかった「また幻聴が起こるのではないか」という恐怖と不安が起こってくることもある。幻聴の悪性度を減らし、いっぽうでそれが生活に占める比重を減らすような生活にして、なくなってもさびしくないような心境になれば自然になくなることが少なくないように思う。

そのうちに、幻聴の始まる前の気分がわかるようになり、それが再発を防ぐ助けになることもある。一般に、逆境にある時には、それがいつまでも続くものではないことを信じて生き続けることであろうかと思う。

二　精神療法

精神科治療の代表として、薬物療法と精神療法があげられる。

薬物療法が薬物を用いて身体的に働きかけるのに対して、精神療法は心理的な手段を用いて心身にはたらきかける療法である。

「治療の目標」は、患者本人の感覚に即していえば「心身の余裕の回復」をめやすにすると通じやすく、患者の周囲の人間的環境に即して目標をいえば「患者が安心して治れるような条件をつくること」が、いちばん簡明で直接的条件だと思う。

この目標設定から「症状への対処」も考えることができよう。

たとえば幻聴に対しては、「幻聴をなくす」という治療目標よりも、「心身の余裕を回復する」、「安心して過ごせる条件を整える」と考えると対処法も考えやすい。

治療の順序は、鎮静→休息→賦活の順序だ、ということである。賦活とは、おおざっぱにいえば元気を出す方向といっておこう。そのあとに、模索的社会行動再開↓試行的社会加入ということになろうか。これは、考えてみれば、すべての、ある程度より重症な病気——といっても医療を必要とするほどの病気の過半数だが——にはあてはまる原則であるが、わざわざいうのは、休息がしばしば、精神科の病いの場合は、とばされているからである。

治療でいちばんむつかしいのは、賦活（元気づけ）であり、分かっていないところが少なくない。しかし、一般に、鎮静や休息の方向性をとるのに比べて、賦活の方向性をとるのは、より慎重でありたい、というのがわれわれの考えである。

休息して心身の余裕が自覚されてから、患者自身が自然に自己賦活してゆくのが望ましく、周囲はむしろ、それをかるく抑え気味に対応するのがよいだろう。

精神療法には、狭い意味と広い意味とがある。狭い意味の精神療法は、精神分析、ユング派の分析治療、森田療法、内観療法など、それぞれ特別の名前でよばれる過程である。

これにたいして広い意味の精神療法は、治療者側の一挙一動に始まる。そして、治療の場でおこる患者の言動と治療者側の言動が、治療上どういう意味をもつかを考えてゆくことである。こちらのほうが、じつはむずかしい。それは、登山をする人ならば思い当たることだろうが、〝この岩は手をかけてだいじょうぶだろうか、この凹みは何に利用できるだろうか、ここは滑りやすいから気をつけよう、このルートは一見よさそうだがあそこのオーバーハングは行き止まりになるな〟などと考えて、一歩一歩進んでゆくことである。勤務についたときすでにこの精神療法は始まっている。

この広い意味の精神療法がしっかりしていないのに、狭い意味の精神療法をおこなうことはあぶない。また診断的質問も、この配慮がなくてはならない。質問にはすでに治療力がある（逆に破壊力もある）。

逆に、広い意味の精神療法がしっかりしている人ならば、その人が狭い意味の精神療法家としては何派であろうが、その人の一挙一動から多くを学ぶことができる。

座標軸一——支持か切開か

第一の座標軸は、「支持的 supportive 療法か、切開的 intensive 療法か」である。

支持的療法には、具体的なこころのきずやしこりに包帯を当ててかばう「被覆的 covering」治療から、「あなたの言い分にも一理ある」という患者の立場の支持を通って、「あなたは人間であり、生きる権利がある」というこころをこめた全人的な支持まである。

しばらくそっと見守りましょうという治療もあり、広く浅く雑談もまじえてという「外延的 extensive」な治療もあるだろう。支持といっても「ひいきの引き倒し」にならないことは大切である。ただ、雑談のなかには患者にたいする潜在的な感情がでやすいから用心しよう。

「支持的」とは「対症的」ということではなく、安定した信頼関係にむけての地道な試みである。

「切開的」は「強力的」「積極的」ということが多い。患者のこころの秘密をことばにして語らせ、患者がはっきり意識していないこころのきずやしこりを明るみにだす。したがって「曝露的uncovering」治療ということがある。信頼関係にある相手にことばで表現することを「除反応」といっている。これは「除反応」による治療であるが、ときには「挑発的provocative」「挑戦的challenging」というほうが当たっている場合がある。「直面化confrontation」も、その一つの技法である。これは、患者が見たくない自己の行動を見つめさせることである。

「積極的」精神療法のほうがカッコよく聞こえ、治療者もこれを学ぼうとする。しかし、支持が十分でないと切開的な治療をおこなおうとしてもやり通せるものでなく、無理にやれば破壊的に終わる。この二つは対比的ではなく、支持的なものが土台であり、その上に立って積極的精神療法がありうる。逆はありえない。

筆者の経験では、一人の患者の治療に積極的接近法や直面化をおこなうことは、おおむね一回、多くて三回であった。よくタイミングを読み、「いまだ!」という機会をとらえることが必要である。筆者もいつも成功していたわけではない。「あ、ちがう」と思ったら、あっさりやめて次の機会を待って「仕切りなおし」をしてもだいたい大丈夫である。

座標軸二――変化か安定か

第二の座標軸は、「患者を変化させようとするか、現状を安定させようとするか」である。何をどのように変化させればよいかには、それこそ精神療法家ごとに意見があるだろう。しかし私は、一般に、安定が先にあって患者は安心して変化することができるのだろうと思う。

この点については、患者を包む状況が重要である。患者あるいは患者の周囲に不幸なことが重なるとか、患者の境遇が変化するとき（「向かい風」のとき）には支持的につとめ、現状維持をベストとする。もしそれ以上によいことがおこったら、「ボーナス」と考える。患者がいま「向かい風」にあるか「追い風」か「無風状態」かを読むことは治療全体に重要である。「向かい風」のときの退院や社会復帰はできるだけ避けたい。後戻りする確率が高いからである。

といって「追い風」のときに、患者のそのときの能力をめいっぱい使ってしまうことも避けなければならない。いつも、ゆとり、つまり予備のエネルギーを残しておかなければならない。

座標軸三――患者を強くするかどうか

変化をおこす力は、究極には患者に発するものでなくては実らない。患者のなかの力を強め、

「発揮する力」と「蓄える力」を大きくしてゆくことが本筋である。薬物も精神療法も、そのきっかけをつくり、その道をなだらかにするためのものである。

逆に、患者の力を弱めることは何であるかを考え、それを最小限にしなければならない。私たちは予想以上に患者を弱くする言動を、意識的・無意識的におこなっている。患者を凹ませたり、子ども扱いしたり、納得していない結論を押しつけると、患者は弱くなる。

強くなるとは、暴力的になるとか、押しつけがましくなるとか、セクハラをするとか、何ごとにつけてくどくなることの「反対」である。これらは、弱さのあらわれである。

座標軸四――言語か非言語か

第四の座標軸は、「言語的療法か、非言語的療法か」である。

ふつう非言語的療法というと、絵画療法（アートセラピー）や作業療法を指している。しかし、この区別は表面的である。言語的治療においてはことばの意味とならんで音調が大切であり、その時と場所と機会（ＴＰＯ）が大切である。森田療法や行動療法や作業療法は、非言語的であろうか、言語的であろうか。わが国の文化では、ことばの内容を欧米ほど重視しない。しかし、適切な時期の一語が珠玉のごとき貴重なものとして受けとられ、力づけることも見落とさないように。

座標軸五――個人か集団か

第五の座標軸は、「個人精神療法か、集団精神療法か」である。ここに家族精神療法もつけ加える必要がある。集団精神療法、家族精神療法については、ここではふれない。必要に応じて勉強してください。なお、森田療法には集団療法の面がある。

三　薬物療法

薬物療法の原則的なこと

薬物療法で用いられる向精神薬とは、脳（中枢神経）へ作用して精神機能に影響する薬物のことである。症状にたいする精神作用だけがあらわれることが望ましいが、年齢や個人差によって副作用と呼ばれる症状もあらわれることがある。向精神薬をどう分けて考えるかはいろいろであるが、表1は一つの分類法である。

向精神薬のなかで、メジャートランキライザーとよばれる抗精神病薬は主に統合失調症に用いられ、幻覚や妄想や不安、恐怖にたいする薬となる。

薬物使用の方向性は、患者も家族もその他の関係者も知っていなくてはならない。そして、本人の意向と、家族、支援者の方向性を合わせておく必要がある。そうでなければ、たとえば鎮静量の薬物を使っている患者に、早起きや仕事など無理をすすめることになりかねない。

患者へどう伝えるか

向精神薬については、患者や家族に次の三つを伝える必要がある。

一つめは、向精神薬は症状による苦痛に効くものであり、人格を変えるものではないこと。

二つめは、眠気やだるさ、考えにくさの副作用があって、一時的に思考力を下げることがあるかもしれないこと。しかし、永久的に（ずっと）続くものではなく、いっとき（一過性）であるということ。

三つめは、不具合こそまず主治医に伝えるということである。「最大の協力は不都合なことをいうこと、たとえば薬に対する苦情を言うこと」と友人の神田橋條治先生が言うように、「苦情を言うことが最大の協力である」という

表１　精神科治療に用いられる薬（向精神薬）の分類　ラグーナ出版作成

	分類	作用	主な薬の名前（商品名）
1	抗精神病薬	幻覚妄想などの異常体験を軽減する 不安・あせり・興奮を鎮める。意欲を高める	セレネース、フルメジン、リスパダール、ジプレキサ、ルーラン、セロクエル、エビリファイなど
2	抗不安薬	不安感をとる	デパス、ソラナックス、レキソタン、メイラックス、ワイパックスなど
3	抗うつ薬	うつ状態を改善する	ルボックス、パキシル、ジェイゾロフト、トレドミン、ドグマチールなど
4	抗躁薬	躁状態を改善する	リーマス、テグレトール、デパケン、リボトリールなど
5	気分安定薬	気分の波を抑える	リーマス、テグレトール、デパケン、リボトリールなど
6	睡眠薬	睡眠を引き起こす	デパス、アモバン、ハルシオン、サイレース、マイスリー、レンドルミン，ロヒプノールなど
7	抗てんかん薬	てんかんの発作を抑える	リボトリール、ランドセン、セルシン、ホリゾン、デパケン、バレリンなど
8	抗パーキンソン病薬	副作用の錐体外路症状を抑える	アーテン、アキネトン、タスモリンなど

ことだ。治療の滑り出しによく苦情を言うことができれば、その後は必要最低限の苦情ですむものだ。

精神科の薬をはじめてのむ体験は、胃の薬をのむのとはかなり違う。「自分を変えられる。考えを変えられる」という恐怖がつきまとう。もともと患者は「何者かによって変えられつつあるのではないか」というおそれをもっている。

はじめて薬をのむときは、しばらくそばにいて、いつでものみ心地を聞く姿勢でいるとよい。少なくともすぐ連絡ができる場所にいて、「そこにいる」ことを告げておくとよい。

重要なことは、まず、一つの時期において、治療の方向性をそろえることである。これは何度くり返しても言い足りないだろう。精神安定剤は、治療全体の方向性と同じ方向で使う時にもっともよく効くのだ。逆の例を考えてみればよく分かるだろう。たとえば、非常に不安を高めるような状況で服薬すれば、極端にいえばほとんど〝麻酔量〟までを必要とするだろう。くり返し、くり返し、私は強調したい。第一回の服薬はなるべく、医師かナースがそばにいて行なってほしい、と。少なくとも、メジャーといわれる向精神薬をある程度以上の量用いる時は、そうなのだ。

あまり気づかれていない向精神薬の逆理は、「効かない時よりも効いた時の方が、おそらく患者を強く動揺させる」ということである。効かない時も些少の失望はあるだろう。しかし、効いた時は――、鎮静的に用いられた向精神薬が「効いた」時に、服薬後十五分かそこらで、それまで、観念とも、その胎児ともつかぬものの乱舞、頭の中の奇妙なざわめきはいったん消える。消えた瞬間は、ほとんど頭の中は空白であり、何を考えようとしても考えられない。これは、予告されていなければ、おそろしい恐怖でありうる。

ここで、その人が永遠に向精神薬の服用を断乎やめる決意をすれば、あとは、患者にとっても医者にとっても不幸で、みのりのない「薬によって思考を止められた。以来、痴呆にさせられた」「そんなことはない、もう一度のんでみたまえ」「冗談じゃない」という押し問答が永遠につづくだけだ。しかし、予告されていて――向精神薬の量が適切であれば――それはほんの一過性であり、一時間もすれば、水面へ浮かび上ったように、〝固定観念〟の群に悩まされずに、しかも思考が可能になるのがふつうである。そのことをあらかじめ患者に告げねばならない。

効果と適応

統合失調症でも、急性期のほうが慢性期よりも薬の効果がよい。「陽性症状」とは幻覚・妄想など健康なときになかったものがあらわれることであり、「陰性症状」とは、自発性低下、情動の平坦化など健康なときにあったものがなくなることである。陽性症状にたいするほうが陰性症状にたいするよりもよい効果が得られる。

精神科の薬物療法では、何が、どの病気の症状に効くとはいえない。したがって、たとえばレボメプロマジンは統合失調症、外因性精神病、強迫症、がんこな不眠症のいずれにも使われる。

なお、抗精神病薬は東洋人には欧米人のおよそ三分の一量が適量とされる（「オリエンタル・ドージス」という）。欧米の文献を鵜呑みにしないよう。

薬理作用

抗精神病薬の作用として、次のようなことがあげられる。
①精神作用
②横紋筋の運動と緊張にたいする作用（いわゆる錐体外路症状、あるいは大脳核作用）
・パーキンソン症候群（筋強剛、寡動、振戦）
・アカシジア（静座不能症）
・急性ジストニア
・遅発性ジスキネジア
③自律神経作用（起立性低血圧、口渇、便秘など。重症のものとして、悪性症候群、急性胃拡張、急性腸麻痺）
④けいれん

⑤内分泌・代謝系に及ぼす作用（無月経、乳汁分泌、肥満、糖尿病など）
⑥物質としての、生体への影響
・肝臓障害
・皮膚炎、皮膚色素沈着
・角膜、水晶体の混濁
・顆粒球減少
・心筋障害

①を活用すれば幻覚や妄想や不安や恐怖にたいする薬となる。①、②、③の三つにどのように分かれるかは、病気にもよるが、患者の年齢にもより、個体差もある。精神病にたいしては、①が純粋にあらわれることが望ましい。そういうねらいをつけると、②以下は「副作用」とよばれる。①が主にあらわれて、②、③はせいぜい補助薬でおさえられるくらいの薬物を探す。

副作用一——錐体外路症状

副作用として、まず②の「錐体外路症状」から述べよう。

パーキンソン症候群では、四肢がこわばり、身体が棒をのんだようにこわばり、前のめりに小きざみで歩き、指先がふるえ、眼球の動きも少なくなる。アカシジアではじっと座っておれず、歩きまわる。筋肉がムズムズする。気分はとくになんともないのに身体がイライラする。

同じ処方なのに急にパーキンソン症候群があらわれるときは、病いが急に軽くなって「薬が体のなかで余った」ときが少なくない。さしあたって抗パーキンソン薬で抑え、それから少し遅れて処方内容を軽くしてゆくのがよいだろう。

遅発性ジスキネジアは、一般に何十年と抗精神病薬の大量服用をした人にあらわれる自発運動である。舌をこねる運動や口をもぐもぐさせる運動が代表的である。抗パーキンソン薬は一般に無効、しばしば悪化させる。悪性症候群とならんで現在もっとも問題となっている副作用で、遅発性ジスキネジアをおこしにくい薬の開発の努力がおこなわれている。

最近、わが国でも新しい抗精神病薬（非定型抗精神薬といわれる）、リスペリドン、ペロスピロン、クエチアピン、オランザピンが主流になりつつある。これらの薬物は錐体外路症状などの副作用出現率が低く、また陰性症状や認知障害の改善効果が従来の薬物より高いといわれているが、まだ評価が完全に定まったとはいえない。

なお、オランザピン、クエチアピンは糖尿病を惹起する可能性があり、糖尿病患者には禁忌となっている。

副作用二――自律神経作用

③の「自律神経作用」のうちで不快なのは低血圧である。立ちくらみのする起立性低血圧が多い。その他、口渇、便秘は必ずおこる。これには緩下薬を併用する。

まれであるが急性重症の自律神経の異常反応があらわれる。悪性症候群は、高熱と重症の錐体外路症状と自律神経症状があらわれる。患者は全身不動となり、高熱を発する。眼球も動かずまばたきもしない。薬を中止し、点滴静脈内注射をおこなって洗い流す。解熱薬では熱が下がらないことが多いので、氷嚢による全身冷却をおこなう（五点冷却……両腋窩、両鼠径部、頭部）。

ダントロレンやブロモクリプチンの薬物療法もおこなわれる。腋窩温が四十一℃をこえると生命的に危険である。悪性症候群については、早期に発見することと、ただちに適切な治療をすることが大切である。急性胃拡張や急性腸麻痺には身体科の協力、一時転科が必要である。

ふしぎなことに一般に重い身体症状があるときは、ふつう、抗精神病薬がいらない。体温が三十八・五℃をこしたら、中止しても問題ないことが少なくない。また重い身体病のあとに軽快したり、治癒に近づくこともある。患者の手術にはできるだけ付き添い、とくに全身麻酔からさめたとき、親しみのある治療者の顔が眼の前にあることは、患者の人間への信頼回復の大きなチャンスである。

副作用覚え書

(一) 以上の副作用は使用後短時日であらわれることが多い。二〜三日から一週間以内が多く、一回使っただけであらわれることもある。一般に、薬がもちこんだ乱れが収まって新しいバランスが体内にできあがるまでの過渡期に多い。一見健康そうな人に注意しなければならない。たくましい人は、興奮のままに疲れ果てるまで歩き回ってから医療にかかる。また力いっぱい興奮するために薬の処方量が増加しがちである。脱水症状をはじめ一般状態、とくに循環器の状態に注意する必要がある。筋肉の盛り上がった人の心臓が丈夫とはかぎらない。

(二) 抗精神病薬は、けいれんの閾値(いきち)を下げる。つまり弱い刺激やストレスでけいれんをおこすことがある。その他、内分泌系に及ぼす作用はいろいろある(無月経、乳汁分泌など)が、すべて服薬を中止するとふつう影響が残らない。

(三) 抗精神病薬は、外からきた物質として生体に影響を与えるが、一般に長期服用に耐える信頼性の高い薬である。

(四) 抗精神病薬は肥満をおこすが、ある程度の体重増加は回復過程で必ずおこるといってよいくらいである。「治ったら適正体重に戻ります」と告げておくのがよい。

初期からあらわれるのは肝機能障害と皮膚炎である。フェノチアジン系は日光皮膚炎をおこすので、服用患者を長時間、強い日光にさらさせない。レクリエーションや運動会の際には注意すべきことである。帽子、着衣に注意し、紫外線クリームなどを用意し、できるだけ木陰にいるようにし、皮膚が発赤したら日光下での行動を中止する。長期的には、皮膚に鉛色の色素沈着がおこる。角膜と水晶体の混濁は十年以後に始まり、二十年以後に視力に影響を与えることがある。また白血球のうち顆粒球の減少が、ときにおこる。脈拍、血圧とともに、肝機能、血液像を一定間隔でモニターする。

（五）抗精神病薬の特徴の一つは、「少量で賦活（ふかつ）、多量で鎮静」するということである。

賦活とは、知覚・思考行動の活性化である。鎮静とはその反対である。この中間に「パラドックス反応」［原田憲一］がある。これは一種の身体化されやすい不安反応とも表現できる。表2（次頁）は薬物のパラドックス反応と統合失調症悪化との見分け方である。賦活性が高いものや、逆に少量から鎮静にはたらくものはパラドックス反応がはっきりしない。パラドックス反応があらわれたときは、抗パーキンソン薬を使用するとともに、患者の状態をみて、薬を増量しても減量しても反応は止まる。

患者の自己コントロール能力を無視して賦活をおこなうのは本人も苦痛であり、他にも迷惑が及ぶ。鎮静・安定が、賦活に優先する。

（六）いろいろな抗精神病薬を使っても、その多くに、効果よりも副作用のほうが早く、強く発現する場合は、心的外傷関連の障害を考慮する。

（七）非定型精神病薬のクエチアピンとオランザピンは糖尿病を誘発したり重症にする。糖尿病の人、近い親族に糖尿病のある人に使ってはいけない。

抗精神病薬の使いやすさ

以上の点を知って注意すれば、抗精神病薬は安心して服薬できる薬である。その理由として、次のことがあげられる。

①薬効量と中毒量の差が大きい。
②薬効量の幅が大きい。これは増減の幅が大きいということで、処方の自由性が高い。
③似た作用の薬がたくさんあるので選択の幅が大きい。
④嗜癖（しへき）性が少ない（高いものは除いていくから）。
⑤服薬しても快感がない。だから薬をねだる患者がでないのでよい。

薬は「まずい」からよいので、「おいし」ければ困

表2　抗精神病薬によるパラドックス反応と統合失調症悪化との臨床鑑別

	パラドックス反応	統合失調症悪化
訴え方	積極的 「なんとかしてほしい」と強く訴える	消極的 自分から訴えることが少ない
対治療者態度	治療的援助をだいたい簡単に受け入れる	治療者の援助をためらいがち
自覚症状	身体がイライラ じっとしておれない （アカシジア） まわりの人と無関係	気分がイライラ まわりの人によって、よけいにイライラさせられる
対人関係	一人でじっといるのがつらい だれかと話しているほうが楽	他人との交流を避けたがる 人と話したくない

資料　原田憲一『器質性精神病』医学図書出版、1976年による。少し簡略化してある。

る。ただし、「まずい」ではなく「体に合わない」と患者が訴える場合は、「ほんとうに合っていないかもしれない」と考えてみる必要がある。いずれにせよ、患者が強い違和感をおぼえる薬は、入院中ならこっそり捨てることになり、外来だと「のんだ」といって、のまなくなることが多い。

しかし、薬をのんでいる患者は「三十kgの荷を背負っているようなものだ」といわれる。レクリエーション療法や作業療法の際に、このことを忘れないようにする。薬をのんでいない健常者と同じ活発さを求めるのは間違いである。競技大会などではつい励ましてしまうので注意する。

⑥鎮静効果のわりに催眠効果が少ない。

処方上の配慮点——「のみ心地」を問うことの大切さ

薬の処方は症状にたいしてだしているようにみえるが、症状を追いかけると後手後手にまわることになるし、一つの症状に一つの薬をだしていると薬の種類も量もふえていく。薬の種類と量を決めるうえで考え合わせるのは、緊急度、病勢の勾配（病初期で急速に進行しつつあるか、安定した状態がしばらくつづいているかなど）、体質、気質、年齢（老人は少量で副作用をきたしやすい）、副作用、薬にたいする恐怖などである。症状は処方の目安である。

患者に「薬ののみ心地」を聞くことは重要である。一般に、患者が「合っている」「水のようになんとも感じない」というのがよい。本来は医師が聞くべきことであるが、とにかく患者が「処方しっぱなしで、あとの関心はもってくれない」と思わないようにすることが、入院でも外来でも服薬が円滑に、裏表なしにおこなわれるのに大きな力をもつ。

薬をきちんとのんでいないことを患者が告白したら、叱るよりも、「よく言ってくれました。それを知らないと医師は、いまの処方では足りないと思って、ますます薬をふやすでしょう」と、「信頼性のミゾ」が深まるおそれを指摘し、そして「どういう点からこうなったのでしょうか?」と、そのわけを聞くのがよい。

一般に患者は医師に苦情を直接言いにくいことが少なくない。その場合には、しばしば取り次ぎ役、仲介役が必要である。家族に代わって看護師が伝えねばならぬ場合も必ずある。

薬をのんでくれないとき

患者が薬をのんでくれない場合には、

①その薬が合っていない場合、合っていても薬の圧力や不快な副作用を強く感じる場合
②薬をのんでいるうちは病人であると思いこんでいる場合
③薬一般にたいする恐怖心がある場合（まわりの人から「精神科の薬はこわいよ」とか「クセに

なるよ」と聞かされている場合）

④薬のはたらきに賛成できない場合、たとえば、勉強しなきゃと焦っているのに薬をのむと焦りがなくなるのを、「薬はやる気をなくす」と思う場合がある。性欲がなくなったと訴える人もいる。「薬なしで治って医者をびっくりさせてやる」ことを目指す人もいる。

①では、処方する医師が考えなおす必要がある。②では、薬は杖のようなものでいまは必要だが、歩き方がしっかりしてくると自然にいらなくなると話す。③は、それが事実ではないことを告げ、いったいどこからそう思うようになったかをたずねる（精神科以外の医師が言っている場合が意外に多い）。④は、そこに患者の問題があるので、担当の職員がよく話し合うチャンスである。性欲は心のゆとりができると、薬をのんでいても、おのずと出てくることが多い。そのときは薬の量も減っている。

患者が薬の作用に「賛成」すると、少量でよく効くようになる。薬の力で患者をねじ伏せようとすると、大量の処方が必要となる。薬は自然に排泄されるので、人間と薬とが闘うと必ず人間が勝つ。大量に水をのむとか、タバコを吸うと薬の作用が薄まることもそのうち覚えるようになる。どのようにして薬のはたらきに「賛成」してもらうかは、担当職員の腕によるところが大きい。

薬と「闘う」人のなかには「マッチョ」（男を張ること）を自分の理想としている人が少なくない。薬で「おだやか」になることは自分の理想にそむくのであろう。

減薬の方法

減薬は、症状の消失より少し遅れてから始める。また、外泊・退院・復職など、大きな環境の変化の前は薬の変更はしない。退院を控えている場合は、退院後の生活に合った量にしてしばらく様子をみる。

「いつまで薬をのむ必要があるのか」は患者や家族にとって切実な問題であるが、薬をいつやめるかについては、現在、理論的には解明されていない。再発防止には、しばしばごく少量の維持服薬療法が必要である。「病気だから薬をのむ」わけであるのに、しばしば患者や家族は考えが逆転して「薬をのんでいるかぎり病気は治っていない」と思いこみがちである。自分で再発の早期徴候(たとえば不眠)をとらえてすばやく服薬し、治療者に相談にいくこころの準備ができていれば応時服薬も考慮できるが、長いあいだには、気づきが遅すぎることもおこるので慎重でありたい。

ごく少量でも、常時服薬のほうがよい。一日一回から二日に一回……というふうにして、週に二回にしてもよい。それは、現実には、再発を防ぐのに応時服薬では遅いことが多いからである。また、極少量常時服薬で一生を送った人のほうがエレガンスを保つことが多い。私は「これは〝保険〟である」と言う。そのマイナスはタバコ一本より少ないといってよい。

なお、再発の前には、どうも「ついに治った」という感じがすることが多い。〝神様のイジワル〟

である。ときには周囲も、医師までも「ほんとうに治った」と見立てることがある。

四　私が電気ショック治療をしない理由

私は一九六六年に精神科医になった。これはハロペリドールが普及した時期と一致する。しかし、私が電撃治療を行ったことがないのは、私が研修した大学病院および常勤医として勤務した病院が方針として行わなかったからでもある。

私が電撃療法を行わない理由は次のとおり。

①真に必要な症例に出会わなかった（慢性患者の病棟においても）。

②電撃は体験の連続性を破壊する。この点で薬物とは決定的に異なる。

③薬物は絵画を変えないという点で人格の深部を変えないが、電撃についてはこの点に疑問がある。てんかん発作の前後で絵画はいちじるしく変化し、かつ元に戻らないことが、少なくとも二例あった。絵画の様式変貌（Stilwandel）が起こったのである。

④薬物は納得ずくで服用し、治療者が微調整でき、患者が異議を申立て、両者間に相互のフィードバックができる。患者と治療者も進歩しうる。電撃は悉無律に従い、かつ患者からのフィードバックはない。

⑤服薬はそれ自体が体験であり、しばしば好ましい体験であり、関与的に観察できる。電撃は当人の体験となりえない。
⑥電撃は精神科医の人格に影響を与える。無感覚になるか神経衰弱になるかは別として。関与する看護師についても同様。
⑦薬物は、当人および家族に治療への参加感を与える。電撃は彼らを蚊帳の外に置く。
⑧精神分析的にみれば父的なものによる（去勢的）処罰である。
自殺企図例に対してどうかという質問がありうるが、サリヴァンはついに担当分裂病者の自殺者がなかった。私は自殺例を発表しないが、それは自殺者を出さない記録を立てようとする「成心」が治療によくないからで、分裂病者に関してもゼロでなくなったとだけ記す。老化ゆえである。サリヴァンは四十歳以後分裂病の主治医になっていない。

うつ病者についての電撃の必要性と有効性とについては何ともいえない。私のところにうつ病者、躁うつ病者はなぜか来ない。来たと思うと別の病態であることがやがて明らかになる。あるいはドロップアウトする。あるいは近親者に分裂病が複数いることがわかったりする。どうしてであろうか。私の患者は他に心身症、心気症、強迫症が多く、なぜか境界例がほとんどない。境界例についての私の発言は相談を受けた体験からのものである。

第四章

信頼と希望を育む治療関係

中井久夫・考える患者

この章では、患者とその家族、医療スタッフとの対話のなかで、役に立った声かけ、少なくとも患者を悪くしなかった対話のきっかけを拾い上げて、考える患者とともに考えていく。しかし、こういう話には副作用があって、仮に言葉そのものをオウムのような形でそのまま患者に対して使われてしまうと、それは患者まで届かない。だから、いったん皆様の言葉に変え、ご自身の一部として活用していただきたい。(中井久夫)

◆は中井の言葉で、引用箇所については章末に示した。考える患者は、ウナム、エピンビ、緒田士郎、星礼菜の四名で、自らの経験を語った。

一　信頼と希望の土台となるもの

医者ができる最大の処方は〝希望〟である

◆治療者としてのささやかな経験では、家族を責めてよい結果の得られたためしはない。その責めにいかに正当な理由があっても、である。患者が家族を責めるのと、医師が責めるのとでは全然意味がちがう。患者が家族を非難する時に医者が調子にのって肯いたら、百万の味方を得たと意気込む患者を私はほとんど知らない。患者の言を抑えにかかるべきでないのは、いうまでもないが、治療者は中立的態度を失ってはならない。そして、それは、われわれは、家族に対してすらも、患者の側に立つべきである、という基本原則と矛盾しないであろう。患者の側に立つということは、「医者は家族を含む社会との共謀者として患者を追い込んではならない」ということであり、医師として患者との間の秘密を守るという、守秘義務を実践することである。患者に対して「ひいきの引き倒し」をすることでは決してない。[一]

医師から本人に向っては、「私は安受け合いはしないができるだけの努力をする」と約束する。そして「しかし、ひいきのひき倒しはしない」と付言する。患者の早きにすぎる申し出に対しても「ひいきのひき倒しはしない」とくり返すし、「君が今やれてできないことはないかも知れないが医者は(私は)冒険をしないものだ」と答えるし、さらには「君があせり、家族があせり、そして——医師まであせっちゃおしまいだからね」と家族の方にも顔をむけて、お互いに〝あせらない〟合意を行なう。しばらくして、「しかし、医者がサジを投げない先にあなた方が先にあきらめたりして貰っては困る」「私が希望を持っている間に君たちが先走って絶望しないよう」ともいうべきである。これはいうべきなのだ。医者ができる最大の処方は(願わくは空疎でない)〝希望〟である。(二)

【ウナム】患者の側に立つことは、患者が自分の身の回りのことを整理しておける状態のときにのみ、有効ではないだろうか。患者が自分をコントロールできないときには、中立でなくてもよいと思う。私は、「アメリカに行こう」と言われて精神科病院に入院となったが、結果としてそれでよかった。

【エピンビ】急性期では「何でもできる」と思い込む瞬間がある。「ひいきの引き倒し」という言葉は、「何でもできる」という思いから、「身をかがめて生きていこう」という思いへ改心させた。謙虚というよりも分をわきまえて、この世の片隅で生きていこうという気持ちにさせてくれた。

【緒田】守秘義務を守ることは、あらゆるプロの専門家に求められることだと思う。「患者の側に立つ」ということは、患者の人権を守るということであろう。面会に来てくれた両親は、「性格は変わっていないから大丈夫」と言ってくれた。家族が見捨てなかったから、今の自分があると思う。

【星礼菜】家族は、私がとてもセクシーで派手な服をたくさん買ったことや、家出をしたことを厳しく責めなかったので、対立はなかった。主治医も私を支えてくれて、退院後の就職希望先に電話をしてくれた。そのため深く反省したし、今も希望を持って生きている。

「ともに病みうる人間」として

◆「病人」の反対は「非病人」である。「病人」と同じ意味のレベルで「健常者」というものが存在するのではない。すべての人間は「病人」になりうる可能性をもっている。心身の傾向とそのときのわずかな事情の違いによって何病になるかが違うだけだ。実際、どんな人間にも、てんかん発作をおこすことができる。許されることではないが、やろうと思えば、統合失調症もつくれるのではないかと私は思う。

「だれも病人でありうる、たまたま何かの恵みによっていまは病気でないのだ」という謙虚さが、病人とともに生きる社会の人間の常識であると思う[三]。

【ウナム】私の病気は睡眠不足から起こった。睡眠不足が原因だとすれば「非病人」にもよくあることなので、病気になるかどうかは、ほんとうに紙一重の差といえると思う。

【エピンビ】人生が何万回も繰り返されると仮定したとき、統計的に見て、どのくらいの私が統合失調症になり、どのくらいが「非病人」に留まるのか。今の私より幸せな人生をたどる私はどのくらいいて、どのくらいの私が不幸になるのか。といっても、病気イコール不幸では決してない。

【緒田】私は、精神安定剤を飲んでいる点では「病人」だが、会社員として働いている点では「非病人」だと考えている。両者は共存しているのだ。

【星礼菜】病があってもなくても、人によって話が通じないこともある。理解できないと諦めず、共通するものを探して想像力を高めることが必要だと思う。「何かの恵み」で私は回復した。それは医療ばかりでなく、生活のさまざまな局面にあると考えている。

君たちはこの患者さんがもし病人でないとしたら、どういう人柄の人であると思うか？

◆サリヴァン（アメリカの精神科医）はケースセミナーを始めるにあたって「君たちはこの患者さんがもし病人でないとしたら、どういう人柄の人であると思うか？」ということを研修医に聞くのですね。それは、非常に有用なことだと思います。病気を中心に据えた治療というのは、患者の側にとってみたら、病気で自分の人柄が代表されているということであり、彼自身も病気の症状に社会的価値があるとは決して思っていませんので、非常に自己評価が下がります。ですから、われわれは症状を無視してはいけませんけれども、〝焦点当て〟と同時に〝焦点外し〟をする必要があります。つまり、人柄がいつも見えている必要があります。人柄に則してわれわれは治療をしていくわけであって、症状を剥ぎ取るのがわれわれの治療ではないですね。そのために知ることが重要なのは、患者の〝人柄〟ですね。〝個性〟というとちょっと違うな。私を精神科にかなり無理矢理に、でもないけれど、引き込んだのは、近藤廉治さんという、信州で病院長をやっている人ですけれども、彼は「人好きのするような人柄に治療するようにもって行くことが社会復帰のいちばんの重要なポイントである」といってました。僕はそこまで達人ではありませんけれども、病気の前よりも安定した人柄、ゆとりのある人柄、窮屈でない人柄にはもっていきたいと思います。人はその最高かそれに近いところで評価されるべきで、最低で評価されたら身もフタもない。ところが、症状や病名が彼の社会的評価そのものであるとすれば、これは彼自身にとって最低の評価です。(四)

【ウナム】入院中、長期入院患者で態度が大きくても容認される人がいた。私も大きな態度でいなければならない状況が重なって、しかたなく態度が大きくなっていった。入院中は態度の大きさ、退院後は社会的役割が、その人の人柄をはかる上で重要になっている。

【エピンビ】働いていないとき、病名が唯一の社会的肩書きであり、アイデンティティーの一部でさえあった。今もその影響から抜けきっていないと思う。一方で、仕事での自分がアイデンティティーである、ということもまた悲しいことであると思う。

【緒田】私は、プレスリーやジョン・レノンといった霊との対話を生活の一部に取り入れ、楽しんでいる。外から見れば「病気」だが、だれにも迷惑はかけていない。逆に、〝統合失調症の衣〟を剥がされてしまったら、生活の楽しみを奪われて大変なことになるだろう。

【星礼菜】病気の面ばかり見られると、見下されているという感覚を抱く。といっても心は頼りなく不安定であり、自分で自分を評価できる自信はない。仕事や生き方を評価されると安心感を覚える。

患者さんは不意打ちに弱い

◆患者さんへの接し方は一言にしていいがたいんだけど、一番避けるべきことは不意打ちを食らわすことですね。患者さんは不意打ちに弱いです。ずいぶん良くなった患者さんでも、突然名前を呼ばれると目を見開いてギョッとした顔になっているのを待合室で観察しますので、私は「次はあなた。次の次はあなた」と待合室でいいます。これは、責任者でもありますから、待合室の中を歩き回って、順番を早めなければならないとか、救急的なことをやらなきゃいけない人が交じっていやしないかということを見るためでもあり、歳をとってきた私の足の運動にもなります。とにかくそういうような、名前を呼ばれただけというような不意打ちでも、患者さんは飛び上がります。だいたいにおいて私は名前を呼びません。「次は君だよ」といいますね。名前を知られたくないこともあるでしょうから。

治療は待合室から始まるものです。ですから、受付さんはものすごく重要です。受付さんの重要性は、事務に説いてもなかなかわかってもらえないこともありましたが、とにかく説きつづけました。(五)

【ウナム】 不意に話しかけられたときの返事に責任が持てない。私はいつも生返事をしているわけではないが、責任を持った返事ができたかどうか気にかかる。

【エピンビ】 不意打ちには確かに弱い。不意に話しかけられると挙動不審になることさえある。さらに話しかけ続けられたらぞっとする。見かけの安定性が不意打ちによって外れ、「確かに自分は健常者とは違うのだ」と再確認することになる。

【緒田】 患者は突然名前を呼ばれるとギョッとするということだが、私もそうだ。プライバシー保護のため精神科病院では名前でなく受付番号で呼ばれるようになった。人前で本名を呼ばれると慌ててしまうので、病院のやり方は適切だと思う。

【星礼菜】 クリニックでは診察前に必ず血圧を測るため看護師さんが出てきて声をかけてくれた。SST(社会生活技能訓練)に参加する前には医療スタッフが病室まであいさつと体調確認に来てくれた。「SST」は謎の言葉で、どんなひどい目に遭うのだろうと心配していたので安心できた。

患者の五覚に配慮する

◆目は威圧力がありますから、患者さんになるべく正面から向かっていかない。サリヴァン先生も目をつぶって面接をしたそうですけどね。声に注意を払って、ほとんどの時間、目をつぶっていたといいます。私もサリヴァンに言われたからでなくて、いつの間にか目をつぶっていることがけっこうありました。もちろん、対決的に顔の正面に目を向けるのがよいこともありますが、そういうときは、やんわりと鼻の根もとか、少し下を見るのがよいと思います。鼻というものは、見ているとどれもユーモラスな形をしていて、こちらの心にゆとりを与えてくれます。

声の調子は患者さんにとって、考えられないくらい重要です。聴覚は警戒感覚ですから、ちょっとした音がものすごく大きな音に聞こえている可能性がある。他の感覚もそうです。

私に暴力をふるった最初の患者さんは、よくなってから「ナカイ先生はとてもよくしてくれた」と言うのだけれども、「一つだけ恨みがある」と。「足の裏をナイフで切ったでしょう」と言うんです。何だと思います？　バビンスキー反射です。

バビンスキー反射というのは、足の裏をとがったもので軽くこすり上げると指が上か下かどちらを向くかという検査ですが、こすり上げた際にナイフで切られた痛みがあったと言う。この記憶は最後まで残っていました。実際そう感じるほど感覚が鋭くなっているわけですね。

統合失調症の人の暴力はそういうことが理由で起こっているかもしれない。だから声には〝こころの弱音器〟をつけてしゃべったほうがいいですね。

病棟の騒がしさもそうなんですよ。非常に大きな刺激になっている可能性があります。ですから病棟が静かであることはたいへん重要です。[六]

【ウナム】音については敏感な患者は多い。デイルームから聞こえるテレビの音に、となりの部屋で反応している人を見かけて、かわいそうに思った。

【エピンビ】調子の悪いときには、「言っていること」ではなく、目のニュアンスを過剰に読み込んで傷つく。この性質は今も多分に残っている。勘がいいのか、妄想的なのかはよく分からない。心が健康なときは、実際はそうでもないかもしれないと補正して考える余裕がある。

【緒田】私も相手の目を見て話すのには抵抗がある。適度に目をそらして話す方が気楽である。しかし、最初の主治医は、目を見て話してきて、その眼力にはかなりの威圧感があった。名医といわれる精神科医は、患者を巧みにリードする独特な説得力があると思う。

【星礼菜】私は人と話をするときは、口元あたりを見て話す癖がある。大きな声の人には威圧感を感じる。小さな声は聞き取りにくいが、なにか聞き漏らしていないか耳を澄ませる。これまでに接した精神科医は、それぞれ話し方に個性はあるけれど、ゆっくりとしたテンポで話をしてくれて安心できたように思う。

二　はじめて出会うとき

三者の呼吸が合うかどうかによってこれからどうなるかは大いに変わる

◆みなさんは、患者さんがいちばん必要としている情報は何だと思われますか。

いままでは患者さんに病名を告げるのは普通になってきましたけれども、ほんとうに患者さんが知りたいのは、病名もさることながら、「これは何事か」と並んで「これから私はどうなるのか」ということだろうと思います。これを告げることは、患者さんにとって非常に大きな回復力になると私は思います。

病気になって入院したというのは、思いがけない、いわれのない罪で逮捕されたときと似ています。ときには「拉致(らち)」ですね。ここで萎えても当然と思われませんか。

そういうときにいきなり「きみは挙動不審で逮捕されたのである」と言っても、「どこが不審ですか」となって不毛なんですよ。逮捕されたときは、「これからどうなるのか」をいちばん知りたいはずです。(七)

「私はこれからどうなるのでしょう」と患者さんに聞かれたら、みなさんはどう答えますか。なによりも大切なのは「希望を処方する」ということです。私は、予後については「医療と家族とあなたとの三者の呼吸が合うかどうかによってこれからどうなるかは大いに変わる」ということだけを申します。つまり、「幅がある」「可塑性がある」「変わりうる」ということです。

まず私は医者としてはへりくだります。安請け合いはしません。たとえば「私が間違ったら、治るものも治らないからね」というふうに表現します。私は「治る」と言っているわけではなくて、「治るものも治らない」という言い方をします[八]。

本人と家族に「だから私からよろしくご協力をお願いします」と申します。これもうなずかれる方が少なくありません。「私」は決して抜かしません。そして「ここ一日、二日の過ごし方は、穏やかなときの一年、二年に匹敵する。だから、ひとつあなたとご家族と私とで、協力してやっていこうじゃないか」と。実際この〝呼吸合わせ〟が成功し持続するかどうかで治療の九割は決まるといって差支えないでしょう[九]。

【ウナム】「胸が苦しいこと」を精神科の症状だと思い、どうやっても逃れられないことだと思った。この症状は〝永遠〟に続くと信じて、ひとりで受け止めるしかなかった。一日が一年に匹敵し、症状が一週間で治まるとすれば、七年が大きな目安にはなりえないだろうか。私の最長の入院は七年だった。

【エピンビ】病院の広間で、急性精神病状態の私は「病院を希望の場所へ」と演説していたらしいのだが、医師が耳を傾けてくれていたと父から聞いた。三者の連携はとれていたと思う。父と姉の手厚い看護、母のつくってくれたカボチャスープの味はいまだに忘れられない。主治医は、「症状が消えた」と表現したが、治ったとも治るとも言わなかった。事実、油断していたら再発した。希望的観測はもたず、いつも臨戦態勢をほどけずにいる。病気のからくりを自分なりに理解するには、長い時間が必要だと思う。

【緒田】入院のとき、私の両親は「残念ですが、息子さんはおそらく回復不能です」と言われたそうである。従って、これからどうなるかという希望的観測はまったくなかった。医者からも事実上見放されていたと思う。中井先生の「私が間違っている場合もありうるから、どうかよろしくお願いします」という謙遜に満ちた言葉は心に響いた。そんな言葉を患者とその家族に言える精神科医は、天使にも匹敵すると思う。

【星礼菜】精神科病院に車で運ばれたとき、先のことなど何も考えられなかった。家に帰ってベランダを理想の庭にすべく花を植えたかった。医師から深刻で心配そうな表情で「少し休んだほうがいいんじゃない」と諭された。白衣の権威も感じられて入院に抵抗できない雰囲気だった。入院生活を送ると自分だけが特別ではないのだと知った。絵を描くと、主治医は明るい表情で「よく描けている」とほめてくださった。主治医によく思われたかったので嬉しかった。

人生に、ひょっとしたら二、三度しかないような大事なときというのが、ときどきあるもんだよ

◆病気であるかないかという押し問答がよくあるわけですが、「医者だから病気として診る、そういう形で君にかかわっていく」という答えしかありません。「私は病気ではありません」といわれたら、「ひょっとしたら君は生まれてからこうかね?」ということがあります。「生まれてからこうです」といわれた方は今までにありません。ここで、「いつからそのようなことが始まったの? いつから君は苦しくなったの?」というと、かなり正確なときを告げてくれます。ここから「そのすぐ前には何があったの?」と、話を進めることもできます。(一〇)

そして「生活の邪魔になるようになったのはいつごろか」をきく。睡眠障害と便秘との始まりに一致することが少なくない。その直前に何があったかを問うて、まず「今があなたの生涯に何度もない重要な時期だと私は判断する」と「危機の告知」を行う。「生きる邪魔になっている主なものは治療できる。少なくとも今より悪くならないように努力したい」と述べる。(一一)

われわれは患者さんを見慣れていますけれど、患者さんにとっては生まれてはじめての体験です。このことは決して忘れずに頭に置いておきましょう。これ一つだけ頭に置いておくと、他のことが全部違ってくるはずです。

ついでにいうと、「人生に、ひょっとしたら二、三度しかないような大事なときというのが、ときどきあるもんだよ」というように、ちょっと一般化するのがいいですね。「そういうときがあるもんだよ。そして、いまがそのときだと私は判断する」とつなげるわけです。「私は判断する」という言葉を使うのは、自分が責任をもって事に当たるということを伝えるためです[一二]。

【ウナム】「君がその症状で悩むのならば、何らかの医学的な対応をしよう。もし一人になりたいのなら保護室という名の個室があるがどうしようか? だが君は事件を起こしたわけではないから、そのままその症状とともに暮らす道もあるよ」と言ってほしい。何か事件を起こしたわけではないので、症状が邪魔になったら受診すればよいと思う。

【エピンビ】「医者にはどうせ通じない、分かってもらえない」と私は思っていたので、その立場を堅持していいと思う。中途半端な分かり方は気持ち悪い感じがする。医者が「テレパシーが聴こえるでしょう」と聞いてきたとき、ほんとうは信じていないことが直感的に分かる。できるとすれば試行錯誤で共通の言葉を探る試みだろう。医者と患者の立場は違うが、敵ではないことを心服させれば上手くいくと思う。患者の崩れ方にそれまでの人生が凝縮するように、医者の対応にも人間性が表れるように思うし、それを看取する能力を患者は持っているのではないだろうか。

【緒田】退院後、無事に大学を卒業し、英検準一級にも合格した。私の回復ぶりに、主治医から「君はめずらしい。違う病気なのかな?」と言われた。最後の退院から十七年が経ち、現在でも霊や天使と会話を交わし、小説を書いている。そこから立派な統合失調症患者という自覚が生まれた。「人生に二、三度しかないような大事なとき」という言葉はまさにその通りだ。私の発症は、死後の霊界での永遠の生命と引き換えに、この世での人生を放棄するという〝大事なとき〟だった。

【星礼菜】 とても人には言えない幻の声が聴こえるなか、主治医に「治りますか」と必死の思いで聞いた。その一言に自分の未来がかかっていた。主治医はちょっとびっくりしたような表情で「治るよ」と答えてくれた。真剣な表情で「今は病気のせいでつらいだろうけれど、あなたが悪いわけではない。治る見込みがある」と味方になってもらったら安心できると思う。

それだけ苦労すれば病気にならないほうが不思議かもしれないねえ

◆この辺で患者の苦労話がおのずと出てくることが多いのです。その場合に「それだけ苦労すれば病気にならないほうが不思議かもしれないねえ」というような相づちを打つことがよくあります。(一三)

【ウナム】 症状ではなく苦労を聞かれると、気づかされることが見つかってくる。私の症状であった胸の痛みも睡眠時間が短かったためだと分かる。完全に中井先生のてのひらの上だ。

【エピンビ】「頑張りすぎたんだね」という声かけが耳に残っている。予防の意味をこめて後まで効いてくる言葉だと思う。ただ使い方には注意が必要で、かえって怒り出す患者もいるかもしれない。婉曲的に「君は病気だ」ともとれるから。こういう勘は冴えている。

【緒田】症状がはげしいときは、苦労に気づかない。こういう声かけをされたら、無理をしてあせっていることに気づいただろう。

【星礼菜】「それだけ苦労すれば病気にならないほうが不思議」と言われたら、「これって病気?」と驚いて問うかもしれない。失敗だらけの人生で批判もあるだろうけれど、その体験を「症状」と片付けられたくない。私にとっての真実だ。

診断とは治療のための仮説だ

◆それでは何の病気と診断するか、ということになります。これにはさまざまな表現をしますが、結局私がいちばんいいたいことは、病名というのは〝宣告〟ではないのだ、という意味を籠めて、「診断は治療のための仮説である。まずこう考えて治療をしてみてそれの結果をみてまた考えてゆく」「治った後でも(病名が)まだ決まらないこともある。一人一人にはユニークなところがあるから。治った頃にこうだったかということもある」と、表現します。「診断とは治療のための仮説だ」ということは、事実に即しており、患者さんをかなり楽にするだろうと思います。初診で統合失調症という条件を満たすことは少ないです。(一四)

【ウナム】私は、医師から病名を告げられたこともないし、病名に関心もないが、不思議な症状については消してほしかった。

【エピンビ】「心因反応」「非定型精神病」と聞き慣れない診断名に変わるたびに、医学書を読みまくった。「診断は治療のための仮説である」という言い方は、まだ分かりにくい。診断名に対応した実体があるように思い込んでしまう。

【緒田】この見解には全面的に納得できる。霊の声が聴こえるという症状では確かに「統合失調症」という診断だろうが、気分の浮き沈みや不安の発作を毎日のように経験しており、双極性障害や不安障害を含んでいると感じるときがある。

【星礼菜】入院先の主治医に、はっきり統合失調症と言われたので、動揺して医師の顔を見られなかった。腹をくくらざるを得なかった。もともと死にたいぐらい落ち込んでいたので、もうこれ以上落ち込みようがなかったが、少なくとも仮病ではなかったと自分を弁護した。

三　急性精神病状態（激しい症状）のとき

必要なのは、なによりもまず、治療的合意である

◆治療的合意が必要なのは、〝山頂〟で治療者は患者と顔を合わせるからである。患者からみればこちらはヘリコプターできた人間ならまだしも、宇宙人かも知れない。こちらが、相手にどう映っているか分からないと思う時は、たいていむこうも同じことを考えているものだ。

患者としては、「敵か味方かただの人か妖術師か」と思って自然である。したがって、合意ぬきではじめられた治療はすべて彷徨的な治療になるといって差支えない。いかなる医師の「ヒューマニズム」を以てしても、それはカバーし切れない。(一五)

【ウナム】入院したとき、私にとっての「宇宙人」は、女性の精神科医だった。私が問題児だから、宇宙人の医師が担当になったのだろうかと悩んだ。

【エピンビ】薬は素直に飲んだけれど、治療の同意ができていたかどうか、なんとも言えない。私

自身に、精神病ならびに精神科病院に対して、世間で吹き込まれた抜きがたい偏見があったからだ。一生出られないと思い込んでいた。その偏見の世界から抜けるには、ずいぶん時間がかかった。

【緒田】朝、目が覚めると、拘束されて個室にいたので、病院でなく刑務所の留置所だと思った。朝食を持ってきた看護師に尋ねると、「ここは病院だ」と教えてくれた。そんな状況のときに患者との合意を尊重する医師は立派だと思う。まず場所を告げてほしい。

【星礼菜】入院に合意はしたが、最初は主治医と目を合わせられなかった。主治医は「自分の世界を否定する存在」という恐れがそうさせたのかもしれない。妄想の世界では何でも願いがかない、自分はすばらしい存在になると思いこんでいたので、それが突然消えてしまうのは寂しかった。

身体診察を行う

◆さて、急性期の昏迷あるいは興奮の場合には、たしかに普通のことばは通じないかもしれません。そのときは、まず脈をとるのです。あるいは聴診器を当てる、あるいは血圧を測る。そういうことをいたします（身体診察は初診のときもいたします）。「私は医者である」と名乗るよりも医者が普通する行為をすることが裏表のない「医者であることの証明」なんです。昔々、患者さんを往診して入院させたときに医者であるということが患者に通じなかったために「白衣の暴力団が拉致した」ということを十数年いいつづけた患者さんがいました。患者さんにとっては生まれて初めての体験でしたから、もっともな話であります。(一六)

【ウナム】医師であることを態度で示すということには納得がいく。診察の時に「白衣の暴力団が拉致した」と言われ続けたのなら、診察のときに、医師はそれをくい止めるような工夫が必要だが、本人は信じきっているので説得は難しいだろう。私は「歯にポップコーンがはさまっている」と、一年間言い続けた。

【エピンビ】病院で出会った人たちは「白い服の人々」であり、医者や看護師であると認識したのは治療が進んでからだった。

【緒田】私の最初の主治医は、舌の色と目の診察を行った。その後、指に輪っかを作らせ、ああでもないこうでもないとぶつぶつ言いながら、私に薬を選ばせて処方した。霊的な世界にいたので、霊的な診察方法に妙に納得した。

【星礼菜】最初の入院のとき、知らない道を連れてこられ病院にも裏口から入ったため、どこに来たのか分からなかった。最初に身体測定をしてくれたらここが病院だと分かったのではないかと思う。入院後は、看護師さんが検温と血圧測定をしてくれた。自分では身体なんかどうでもいいと思っていたが、大切にされている気がした。

◆急性精神病状態の入院治療は、たしかに楽ではない。しかし患者にとってはいっそう苦痛な、おそらく身の置き場のない状態であろう。そして彼らにとってこそ（われわれには多少の職業的馴れがあるが）未曽有の事態であることはたしかである。この時期に、彼らが「心の生ぶ毛」とでもいうべきものを磨り切らせないことが大事なのだ。彼らの繊細さ、やさしさ、そして人への敏感さを。なぜなら、この「心の生ぶ毛」のようなものこそ、彼らの社会復帰――というべきか加入というべきか――におけるもっとも基礎的な資本であると私は思うからである。彼らが社会に生きる上でおおむね不器用な人であるとかりにいわれても、彼らの「心の生ぶ毛」とでもいうべきもの――私にはそれ以上うまく表現できないが――は必ず、世に棲む上で、共感し人を引きつける力をもつであろう。それを世間的な意味での立ち廻り上手よりも高く評価する人間は、社会の側に必ずいると私は思う。急性期において、われわれのまずめざすべきものは患者の心身の休息であり、保存に努力すべきものは「心の生ぶ毛」であるといいたい。外来が無条件に善であり、入院を無条件に悪といえない理由はそこにある。家庭は発病した場である。その場を構成するパラメーターのどれかが発病促進的、あるいは治療干渉的に働きつづけていないかどうか、よく見すえなければ、外来治療は貫徹できない。せいぜい「外来ホスピタリズム」に甘んじなければならないだろう。（院内ホ

スピタリズムにまさること数等の場合が多い(一七)が

【ウナム】退院してしばらくたって、精神科病院へまじめに通うようになるにつれ、「入院しないでがんばろう」と思うようになった。

【エピンビ】入院中、「人を信じられない」ということがほとんど起きなかった。それはものの見方の甘さにもつながるのかもしれないが、他人に信頼してもらうには、こちらから先に信頼を差し出さなければならないのだと思う。

【緒田】「心の生ぶ毛」とは「統合失調症患者の繊細さ、やさしさ、敏感さ」を象徴するものらしいが、私には何とも言えない。ただ正直すぎて嘘がつけず、「世間的な立ち廻り」についてあまり考えないという点はあたっている。そこが社会復帰への道を難しくしていると思う。

【星礼菜】私にとって心のうぶ毛とは「良心」だと思う。前の職場で上司にひどいことを言われて泣いている同僚を、自分の保身のために何人も見過ごしてきた。そうやって仕事にしがみついて稼いだお金を浪費し、心のうぶ毛をすり減らしてしまった。病気がなくても、心の生ぶ毛をすり減らさなくてすむ社会になればと願う。

本当は大丈夫なんだよ

◆急性期における語りかけはできるだけ小声で、ささやくくらいにします。かすかに唇を動かすくらいでよろしい。緊張病状態の人には非常に音が大きく響きます。感覚が一般に非常に鋭敏になってますね。できるだけ小声で、私は、『今は到底本当だとは思えないだろうけれども、本当は大丈夫なんだよ」ということをいいます。それは、相手の気持ちを汲んでいるわけです。そして「本当は大丈夫だよ」と。

何もわかっていないのに無責任な言明のようですけれども、本当に大丈夫であることは嘘ではありません。しかし緊張病性昏迷にある人は指一つでも動かしたら世界が崩壊するかもしれないと思っている可能性があります。緊張病性興奮の方は、なぜか、世界が二つに分かれて争っていて自分は否応なしにそれに巻き込まれて振り回されている、という感じを持っていることが多いようです。だから「本当は大丈夫なんだよ」です。繰り返しいいます。ときには非常に長い間繰り返します。また、「なぜ大丈夫か」と言われた記憶はありません。

「本当は大丈夫だよ」というのは、この時期に患者の士気を維持するために非常に重要なことで、つとにサリヴァンは"reassurance"という英語で表しています。このreは「繰り返し」という意味合いがあるでしょう。繰り返し保証し直すということです。"reassurance"は、何につけても非常に大事だと思います。できるだけ単純なことばがいいのです。精神療法は、三時間も考えなければ本当の意味がわからないような難しいことを患者に話すことではありません。(一八)

【ウナム】医師が、繰り返し「大丈夫だよ」と声をかけたとしても、聞き流すだけかもしれない。中井先生の言葉を読んで、精神科病院は本当に人生の行き場を見失い、安心感を求める人がやってくるんだなあと改めて感じた。

【エピンビ】「本当は大丈夫だよ」を素直に受け止めるには、患者の側から信頼しなくてはならない。しかし信頼感は、無数の何気ない出来事が積み重なり、時間をかけてできあがっていくと思うので、初回ではとても難しいと思う。もしかしたら世の中全般や、その背景にある人々同士の信頼感も影響を与えているのかもしれない。希望が見え、信頼できる限りにおいて難しい状況を歩いていけるのだと思う。楽観的に考えるとは、軽薄な明るさではなくて、闇を背景として差す微かな光を感じることだと思った。

【緒田】この病気になると、社会的落伍者になったという思いがとても強いので、「本当は大丈夫なんだよ」と言われても、私は単なる気休めにしか受け取れない。大丈夫じゃないという思いが、私の勤勉と貯金の原動力になっている。

【星礼菜】社会とのつながりを持てず、無職で、いずれ孤独死するという不安にさいなまれていたので、社会の代表である医師にそんな声かけをされたら、安心できたと思う。家族が大丈夫だよと言っても社会の声ではないので安心できなかった。今振り返れば、自殺しなくてよかったと思う。多くのバラエティーに富んだ人々と生きてきたし、今も生きている。これからも生きていれば受け入れてくれる人、面白がってくれる人、よい助言をくれる人と出会えるという希望を持っている。

嵐の中の瞬間の凪ぎ

◆緊張病性興奮の場合、ずーっと同じように興奮しているのではなくて、ときどき lucid interval というのか、ほとんど意識清明で落ち着いている瞬間があります。これは、二隻の船が荒波の中でくっついたり離れたりしているときに救助者がタイミングを選んで向こうの船にひょいと飛び移るという感じで、何かを伝達できる機会です。すなわち嵐の中の瞬間の凪ぎ、ふしぎな無垢の秋は急性緊張病状態のさなかにも訪れます。(一九)

【ウナム】凪ぎなのか演技なのかを見分けるのは大変だと思う。ここを観察されていると患者が知り、「演技してみたら?・」と心の中の悪魔がささやき患者が実行したら、無垢の瞬間が演技の瞬間になり、たいへんなことになると思う。

【エピンビ】「凪ぎ」を私の体験から言うと、天才や超人になった感じのなかで、普通の人に戻る束の間の出来事のことである。私は、普通の人に戻った瞬間を生かせなかった。

【緒田】幻聴が活発なときに、声に導かれて自動車で遠方まで運転した。途中、お腹がすいたのでうどん屋に入って食事をするとお金がなくなった。ガソリンがなくなり、道行く人に免許証を見せて、後でお礼することを条件にガソリンを分けてもらった。凪ぎがあったから救われたと思う。

【星礼菜】朝、連れて行かれた警察署で、支離滅裂な本音をぶちまけながら、凪ぎでは警察官から買ったカップラーメンを食べ、昼、保健所の人になだめられた。夕方、病院の保護室では憂うつだったが、一方で漫画を読めるぐらい落ち着いていた。あっという間の一日だった。

発病のときの恐怖に比べれば幻覚や妄想など何ほどのこともない

◆急性期の幻聴は、世界全般が叫び出したような感じがするかもしれませんが、それへの対策は急性期全体の治療しかありません。実は、私の友人で統合失調症になった人が「お前の書いていることは大体当たっているけれど、一つ抜けていることがあるので、一晩俺の家に泊まったら教えてやる」というので、泊まりにいったのです。彼がいうには「発病のときの恐怖に比べれば幻覚や妄想など何ほどのこともない」。つまり、世界の全体が恐怖に、あるいは恍惚と恐怖が混じったものになったのに比べれば、世界のごく一部が囁いていようが、何かが現れようが、追いかけられる感じがしようが、ずっとましだということです。したがって対策はむしろ世界全体を覆う恐怖に置くべきだと思います。(二〇)

非常な恐怖、外界が自分を圧倒してくる感じ、それから自分や自分のからだに実在感がないときにはからだが金縛りになるのがふつうですが、この状態が突然パッと解けて行動になるのが、サリヴァンも言っている「緊張病性昏迷がほどけたときの暴力」です。

興奮患者、飛び出す患者は「こころの平和」を求めているとサリヴァンが言うのは、ほんとうだと思います。「ピース・オブ・マインド」だと。「木は静かになりたいのに風がやんでくれない」という思いもあるでしょう(二一)。

【ウナム】胸が苦しくて、家の中を歩き回らずにはいられなかった。両親に叱られたがやめられなかった。「胸の痛みからの解放」を心から望んでいた。

【エピンビ】普通の人の器しか持っていないのにも関わらず、ウルトラマンになった気がして、変容した世界をなんとかするために奮闘努力した。気がついてみれば窓に鉄格子の入っている病院のベッドで寝かされていた。急性期のときの世界は、まさに「恍惚と恐怖が混じったもの」だったが、懐かしいと思う馬鹿な自分がいる。

【緒田】急性期状態のとき、私は自分がイエス・キリストだと思い込んでいたので、世界は自分を中心に回っていると過信していた。「心の平和」といえば、ビートルズの"I'm so tired"で、ジョンの「心の平和のために僕は全てのものを君にあげよう」という一節を思い出す。そうだ、自分の心の思いをすべてさらけ出して皆にあげることで、「心の平和」が得られるかもしれない。

【星礼菜】 世間はのどかなのに、私には震災が起こったような気がした。なぜ、だれも避難しないのか不思議だった。自分だけに謎の声が聴こえるので、世界中の人から注目される実験動物になった気がした。保護室にいたとき、隣の人がドアを叩いて叫んでいた。気の毒だなと思った。

そっとそばにいること

◆おそらく、急性期の精神療法は、シュヴィング（オーストリアの看護師）の行なったように、治療者の身体性を、空無化した病者の身体の傍らにそっと並べることから始める必要があるだろう。その理由のすべてではないにしても、少なくともその一つは、治療者の身体性の、不安鎮静的な、ゆるぎない現存が、世界対自己の背理的対立性の、いずれにも属さない第三者として登場し、対立の絶対性をいかほどか和らげるからである。シュヴィングは「母親的なもの」を強調した。彼女の言う「母親的なもの」は無思慮な接近を行なう母親ではむろんない。シュヴィングの「母親的なもの」とは、むしろ、リルケの『マルテの手記』において、暗闇におびえる子供に「こわがることはない、暗いのはお母さんだからね」と語りかける、毅然とした母親のそれであろう。統合失調症の否定性をおそれず接近することと同じく、治療者がおだやかにそして敏感に距離をとることも統合失調症者の不安をしずめ、治療者への警戒を少なくするものである。奇妙なことに、急性統合失調症者のまとまらない言表を長時間にわたって記録することのできる精神科医は多いが、病者の傍らにしずかにすわって小半時を過ごすことのできる治療者は意外に多くないのである。これはきわめて不思議なことといわねばならない。問題はおそらく病者より治療者の不安というか治療者の中に誘導されてくる奇妙な焦慮感に存する場合が多いだろう。病者の方が耐えられずに治療者のそばから立ち去る場合はほとんどないのが経験的事実である。(一二)

【ウナム】まだ病院が畳部屋で六人一室だったとき、一人で昼寝をして目が覚めると、一人の男性看護師が横で昼寝をしていた。その人は普段からユニークな人柄だったので何とも思わなかった。昔は看護師がよく部屋に来ていたが、ベッドになってから来なくなった。

【エピンビ】急性期のとき、姉のほかに看護師さんもそばにいてくれた。でも、私は看護師さんを悪魔だと思っていた。そういう態度を表に出したかどうかわからない。それでもやっぱり看護師さんはいてくれた。今思うと、申し訳ない気持ちがしている。

【緒田】「そっとそばにいる」ことは、患者が不安にならないために有効だと思うが、それを実践している医療者は、ほとんどいないのではないだろうか。入院中「そっとそばにいた」のは患者たちであって、決して医療者ではなかった。

【星礼菜】はじめて入院したときは、医療者も患者もインパクトが強く、すべての人に対して構えてしまった。なるべく控えめに見守ってほしい。

◆えたいの知れない化学物質をのみくだすことは、医学あるいは医師への途方もない信頼である。この信頼を非常にありがたいものと感じないとすれば、それは医者の側の職業上の感覚麻痺だろうと思う。この信頼が、実は大きな不安を克服してなされるものであることを私たちはわきまえておいたほうがよいだろう。[二三]

四　薬を飲むとき

第一回の服薬の重要性

服薬に伴う不安は精神科の場合、とくに無視できない。というのは、まさに不安の軽減こそ、薬物を処方する第一の目的だからである。いかなる幻覚であれ、妄想であれ、大きな不安の上にのっかってはじめて患者への脅威になる。[二四]

第一回の服薬は、その後の治療の全過程に影響するほどの重要性があると思います。

だから、最初の一服は、できれば私がついているようにしました。できなければなるべく研修医に付き添わせるようにして「何かあったらすぐ連絡しておいで」といいました。何もないことが多いですけど。ときには、研修医が傍に一時間ぐらい座っているということもありました。

薬というのは遠くから飛んで来るものではなくて、治療側が頭を絞って心を込めて出しているんだということを、言葉ではなく、やはり態度で示さないと駄目ですね。態度で示すというのは、急性統合失調症のような危機的状況には特に重要です。

そういうふうにしますと、薬の量が減ると思います。ただし、私は薬の苦情は必ず聞きます。いやいや飲んでる薬は、しょせん効かないような気がします。第一、退院したら飲まないですね。どこかに「合っていない」理由があるんだと思います。(二五)

【ウナム】人生を左右する薬の飲みはじめだから、ほんとうに慎重にしてほしいと願う。薬の苦情では、以前、「詩が書けなくなった」と主治医に伝えると、「書けるようになる薬を出します」と言われ、書けるようになったのは不思議な体験だった。

【エピンビ】「薬だけが、病気の症状を改善できる要素であり、薬以外のあらゆる努力はしょせん無駄である」という態度を医者に感じ、「薬への信仰をもっているのですか」と診察室で聞いた。

【緒田】クリニックでの最初の服薬のとき、頭がもうろうとした状態になったので、すぐに服薬をやめた。意識が途絶えるのが怖かったのだ。ただ、入院して強制的に飲まされてからは習慣となった。再発したとき、断薬したら必ず再発するという教訓を得たから、今では強迫的に服薬している。服薬はこの世ではずっと続くと思うが、あの世では服薬しないでいいことを切に願っている。

【星礼菜】薬の説明はそこまで丁寧ではなかったけれど、入院中、主治医は時々私の様子を見にきてくれた。副作用についての説明はなかったので、手のこわばりを、副作用ではなく症状だと思って、一生改善しないと嘆いていた。

「効きますように」――処方には祈りを込めて

◆薬の処方に迷ってしまうことがよくありましたけれども、むしろ迷うところを大いに見せたほうが良いと思います。患者の前で頭を抱えながら、筆をためらったり書き直したりしつつ「こうすればどうかな……」「これはこういう点はいいんだがな……」「これもちょっと心配だ」「うーん、これかこっちか、どっちがベターだろう?」などとつぶやきます。少し芝居っ気があってもいいぐらいです。こちらの表情や動作や語調は十パーセント増しぐらい大ぶりにします。私は自分の考えに柔軟性があることを伝えたいのです。患者がつりこまれて表情が出てくることがあるのですよ。もちろん今後処方を変えることもありうるでしょうが、それを「錠剤の数が増えた」と悲観する患者が少なくありません。処罰ととる人もいないではありません。「せっかくここまで来たのでもう一錠増やしてみたい。効き具合を教えてね」といいます。処方のときも重要な対話のときです。レフェレンス・ブックを調べることも大いによろしい。それから、ちょっと芝居っ気がありすぎるかもしれないけれども、処方が新しくなるときの私は「効きますように」といって渡します、そのとき片手で軽く祈ることもあります。ご承知のように、向精神薬のプラセボ効果は三十パーセントであり、薬効はそれに十パーセントかそこらを上乗せするわけですから、この「効きますように」は無意味でないと思います。処方をカルテに書き込むかコンピュータに打ち込むときも、「この処方がうまく働くといいねえ」とつぶやくのがよいでしょう。このつぶやきはこちらの心をもしゃんとさせてくれますし。処方する行為は究極は真心です。(二六)

【ウナム】 私はどんな薬でも、言われた通り飲んできた。薬を飲んで、たとえ不器用だったとしても、できるだけ真面目に生きていくように心がけている。

【エピンビ】 調子を崩したとき、「薬は効果だけでなく、薬をもらうこと自体がお守りになるんだよ」と主治医に言われて渡されたことがある。服用すると調子が戻った体験がある。

【緒田】 「効きますように」と祈りを込めて処方するのは、中井先生独特のやり方だと思う。こんなふうに薬を渡されたら、ほんとうに効くか効かないかは別として、謙虚さとありがたさを感じる。

【星礼菜】 診察のとき、沈黙の間(ま)に、主治医が私の処方で迷っていると感じたが、「考えてくれている」ということが伝わってきた。合う薬がすぐ見つかってラッキーだった。

◆それから、薬はまず〝飲み心地〟を重要視します。「飲み心地を教えてくれ」というのが毎回の面接です。私は〝眠り心地〟とか〝飲み心地〟とかあるいは〝食べ心地〟という〝心地〟を聞きます。内科の先生でも心ある人はそっちのほうを聞いていると思うんですけれども、精神科医ならばまず〝心地〟を聞かなければならないであろうと思います。(二七)

食事については、「味がわかるようになりましたか」と聞きます。というのは、そもそもかなりのゆとりがないと味がわからないからです。多くの患者さんの食事は速いですね、かきこむように。食べ方の変化だけからも回復がみえてきます。じつは味に注意を向けることは、肥満を防ぐいちばん簡単な道です。味わうようになった人は、回復期に起こりやすい肥満が少ないと私は感じます。私の患者さんは、理由はともかく肥満している人はそんなにいませんでしたね。水にしても、「飲んだときにどういうふうに気分がいいか、どんなふうに気分が変わるか」ということに注目してもらうことがいいと思います。(二八)

【ウナム】はじめて精神薬を処方されたとき、主治医に飲み心地を聞かれた。コーヒー一杯でとれる程度だったが、「ぼんやりします」と答えた。

【エピンビ】急性期のころ、食事の味はかなり異様なものであった。サラダは生きていて、半分に切られたトマトが生命を差し出しているような感じがした。味噌汁からは菌の生命を感じ、それらが私に訴えてきた。薬は多量に出され、錠剤の毒々しい美しさが今も記憶に残っている。

【緒田】私の最初の主治医は薬の飲み心地を聞いてこなかった。威厳がある主治医だったので、「効かないと主治医に悪い」と思い、欠かさず服薬した。

【星礼菜】錠剤はサイズが大きくて飲みにくかったが、粉は味が口に広がるので嫌だった。薬を飲んでいて、幸せの気持ちが湧いたときがあった。処方が合ったのだと思う。主治医が飲み心地を気にしてくれて、舌下錠に変えてくれたこともある。

一般に〝苦情〟をいってくれることが最大の〝協力〟

◆私が本人と家族にお願いする〝協力〟とは何であるかということですが、これは「一例ですが」と前置きして「たとえば私がした処方の飲み心地を教えてくれるのが〝協力〟です」「一般に〝苦情〟をいってくれることが最大の〝協力〟であり、そうでなければ私は間違ってしまうだろう」と。〝信頼性のギャップ〟ということばがありますけれども、それを何かの喩えを使って話をすることが多いです。よくいうのは「薬を飲んでいないのに飲んだというと、私は、これでは足りないのだと量を増やす。するとあなたはますます飲まなくなる。これでは治るものも治らないでしょう」「薬はまず飲み心地を教えてほしい」「最初の一、二日はかくかくのことがあるけれども」とか。「とにかく今晩眠れたら幸先がいい（または「出だしとしてはうれしい」）」とか。[二九]

【ウナム】入院中、診察の時にあまり苦情を言わなかった。アリ地獄にはまったアリのように、自分で自分を苦しめていたように思う。今は、お守り程度の薬を飲んで、「仕事を続けるのが困難です」などと苦情を言っている。

【エピンビ】飲み心地という発想がなかった。羊のような従順さで薬は飲むものだと思っていた。不快だったり、時には死ぬんじゃないかと思うくらいの副作用もあり、今考えると「薬漬け」と言われても仕方のない薬の量だった。

【緒田】主治医に苦情を言うことはかなり勇気がいる。医者の威厳を傷つけてしまうという思いと、入院させられるのではないかという恐れがあるからだ。気軽に苦情を言える主治医をぜひとも持ちたいが、それは、主治医が人格者である場合に限られると思う。

【星礼菜】身体が動かしにくい、しゃっくりがでる、便秘、生理がとまったことなどが、症状ではなく副作用と知り、主治医に相談したら処方を変えてくれた。症状の出現を抑えることは大切だが、生活を送ることを重視してもらって、なるべく副作用の少ない処方にしてもらっている。

はじめは少量ですから利かなくてもがっかりしないように

◆外来でやる場合には、最初に大量の薬を出すことはできない。また、最初から適合した薬になるとは限らない。その旨を伝え、「はじめは少量ですから利かなくてもがっかりしないように。まだまだいろいろな薬がありますから。はじめは平凡な薬を出しますし、副作用はあったとしてもこれこれです。何かあれば電話を（どこそこに）下さい。しかし、ぐっすり眠って明日朝起きてこなくても、それは副作用でなく、すやすや眠っていられることを確かめたら、そのままねかせてあげて下さい。丸一日でもかまいません。叩き起こして薬をのませる必要はなく、目がさめた時に軽い食事とともに追加して、また、ねられたらねかせてあげて下さい。第一日によくねむられたら、まあ滑り出しは吉兆とみられてよいと思います。しかし次まで薬はつづけて下さい」といえば、「そういえば、本人はここ二、三日あまりねていないようです」という返事も返ってくるだろうし、場合によってはすでに述べたように最初の一錠を医師のいるところで服用してもらうこともよいだろう。向精神薬が、不安の水準を下げておけばおくほど有効なのはいうまでもないことである。[三〇]

【ウナム】ぐっすり眠れることは良い傾向だと思うが、薬はどうしても眠気が伴うので、仕事をがんばれなくする成分も入っていると思う。

【エピンビ】入院中の薬は少量だったと思うが、入院期間が短かったため、症状を押さえ込まないと地域生活が送れないと判断されたためか、大量の薬が出た。本も読めず、じっとしてもいられず、食っちゃ寝状態で罪悪感に長い間つきまとわれていた。しかし中井先生の言葉を読むと、体が必要とする休息の時期だったことが分かった。安心して休息できた環境がよかったと思う。

【緒田】はじめて親に連れて行かれたクリニックの薬は、「飲むな」という声と、薬で自分が変えられてしまうという思いで飲まなかった。しかし入院してからは、命を失うことへの恐怖から、大量の薬を処方されたが、病院は守ってくれるという思いから従順に飲んだ。

【星礼菜】薬に対する不信感があったため、最初のクリニックの薬は自分の判断でやめてしまった。自分ではもう治ったと思っていたが、その後の就職で失敗したのは、やはり心に余裕がなかったからなのかもしれない。現在、主治医に今、自分が困っていることについて聞かれるので、待合室で相談事を頭の中でまとめて臨む。それでも上手く話せるか心配なときは、手帳に言いたいことを書き出す。そしていつも前向きなアドバイスをもらい、軽い足取りでクリニックを出る。

健康なところもいっぱいある

◆ある大学生はクロキサゾラムつまりセパゾンで幻聴が消えたのですが、そのときに彼はこう言いました。「たしかにこの状態が続いているあいだは苦しい。しかし薬で消えたときには、また起こりはしないかという恐怖が私を占める」と。パニック障害などにある「予期不安」が、幻聴の場合にもあるわけですね。私は、幻聴を薬で消せばいいというものではないと教えられました。

それから、病理中心で相手をみるのはいけません。健康な日常生活を中心にしなければね。病理中心では、「自分の最低レベルで評価されている」と患者さんが感じても仕方ありません。そこで患者さんが〝最高〟を示そうとしたら、妄想が強化されるかもしれません。

「自分は統合失調症患者である」「自分が聞いている声は幻聴である」――これは〝病識〟なんかじゃないと私は思います。強いていえば「精神医学に降参しています、帰順しています」という意味でしょう。「苦しいところを通り抜けてきた。いまと違う。あれは病気だったんだ」というのが病識です。あるいは「何かふだんと違う。これは医者に行かねばなるまい」というのが病覚です。

かゆいところは面積が広く感じられますね。同じように、棘(とげ)が刺さっているように、幻聴が大きく感じられるとしてもふしぎではありません。しかし、人間の自己規定が「自分は統合失調症である」であったら救いがありません。せめて「健康なところもいっぱいある」ことを言わなければなりません。(三一)

【ウナム】外来診察で幻聴の話になって、「今、入院すれば幻聴が消せるかもしれない」と医師に言われたが、神の声が聴こえなくなると思い、断った。私は神の声は聴いていたかったのだ。

【エピンビ】病気のことを語っていくうちに、病気の証拠がカルテの上に積み重なっていく。それを医者と患者で共有することは怖いことだと思う。日常のことを話しても、病状の資料提供の場になってしまう力が診察室にはあるように思う。

【緒田】自分は統合失調症患者だが、「健康なところもいっぱいある」と思えるようになれば、この病気も峠を越えたといえるかもしれない。毎日真面目に働いているし、貯金も健常者に負けないくらい貯めた。幻聴が毎日あったとしても、自分を肯定できることが寛解への道だと思う。

【星礼菜】病院では、患者はどうしても異常なところに目がいってしまう。医師が健康な部分に注目すれば希望が湧く。いいところを見つけるようにしたい。

聞いていていやーな感じがしているならそうおっしゃって下さい

◆明らかに合っていない薬や、精神療法やその他絵画療法の中止に関することで、私は必ず絵画療法の前おきとして「かくかくのことをするのですが、聞いていていやーな感じがしているならそうおっしゃって下さい。途中でつかれたらそこで遠慮なくお止め下さい」という。「言っていただかなければわかりませんから、そうおっしゃって下さい」ともいう。これは患者がサリヴァンのいう「自己の内的感覚を自覚する」契機にもなりうる。この感じが患者には弱いのかも知れない。あるいは長年自分を自分で弾圧――抑圧――したために、ついには感じが湧かない、あるいは聴き取れないようになっている場合が実に多い。しかし、これは抑圧といっても、かなり容易に意識に上るようになるものである。

もう一つは神田橋條治の「拒絶能力」に関するもので、患者の中に、はっきり人にむかって「ノー」といえる力を呼びさますことは、われわれの仕事の不可欠な一部である。

治療は、どんなよい治療でもどこか患者を弱くする。不平等な対人関係はどうしてもそうなるのだ。その不平等性を必要最小限にとどめ、患者が医師に幻想的な万能感を抱かず、さらりと「ノー」といえることが必要である。

両者は患者の後の生活のひろやかさの大幅な増大となってみのりうるものだ。[三二]

【ウナム】まじめに従順に生活や仕事をしていてストレス発散ができない人にとって、診察のとき断れる場面があるのはいいことだと思う。

【エピンビ】いやーな感じには敏感だが、いつも状況にのみ込まれてしまう。意思の力も拒絶能力も弱いと思う。断り方のロールプレイングを受けたが、ちょっとやそっとでは変わらないようだ。

【緒田】主治医にノーと言うのはほんとうに難しい。自己主張したとき、入院させられることが怖いので、主治医の顔色をうかがっていた。顔色をうかがえるうちは、余裕がまだある証拠だろう。

【星礼菜】副作用のひどいことを医師に言えたのがよかったと思う。薬について自分で調べても、難しくてよく分からなかったが、周囲に「先生に相談したほうがいいよ」というアドバイスをもらい、薬で困っていることを伝えることができた。そして処方を変えてもらったら楽になった。

五　入院のとき

待つ能力

◆外来でやるためには、治療者が初診で患者と、患者を支持するシステムというか「受け皿」を理解できていることが第一の条件になるだろう。

患者については、まず「待つ」能力があるかどうかが重要である。これは、診察を待つ能力に限らない。「待つ能力」は、治療が固有のテンポで展開し、健康をめざす自然な能力が自然に発動してゆくのを待つ能力、薬物が効果を現わすのを待つ能力につながる。また、面接の場が面接の場であるための条件でもある。医者の方が患者の語るのを「待て」なければ、これはお話にならず、そういう場合も決してないわけではないが、患者のほうも医者が語るのを聞くだけの待つ能力がなくては面接は成り立たない。さらに、面接の場が成り立つためには、対話の中に沈黙が必要である。これは相互に「待つ」能力が成熟してゆく尺度である。

この点から、待合室の状態がすでに参考になる。患者が診察の順番を待っているならば、すでに

「プラス一点」とみてよい。逆に、あらゆる〝待てない症状〟を示しているならば、今、病棟のベッドが空いているだろうか、くらいが頭をかすめてよい。(三三)

【ウナム】〝待てない症状〟は「症状」ではなく、病気が進むあいだに身についたクセや習慣の場合もあるので、入院かどうかは慎重に考えてほしい。

【エピンビ】待てなかった時期と、意識的に待つようになった時期がある。この病気を通して、待つことは人間的な成熟に関わることなのだと学んだ。

【緒田】私はせっかちな性格なので、じっと診察の順番を待つのは苦手である。しかし、入院が必要だと自分で感じたときは、待合室で観念しておとなしくじっと待っていられる。だから入院にならないのだろうか。

【星礼菜】少しも待てない状態だと家族が支えきれないので、入院という選択もやむをえないと思う。

入院第一日の重要性

◆入院治療の場合、入院第一日が重要であることはいうまでもない。医師の判断で入院するということが通じるように努めねばならない。これがいうまでもないのは、親の意志で入院させられると患者が思ったとすれば親が魔術的な力を持っていて医師もその手下にすぎないということであり、この一事だけでも予後はぐっと悪くなりかねないが、しかし、それだけではなく、第一日でなければ話し合えないこと、聞きそびれることが存外多い。そして、第一日の内容は、ふり返ってみれば、その後の治療の成行きを縮図的に表わしていたと分ることがすくなくない。

第一日には患者の疲労のために大した話し合いができない場合もある。そういう時には次の面接の時日を確実に告げておく必要がある。しかし、第一日の話し合いを経てはじめて、患者も治療者もすることをし終えたというくつろぎを持てるのがむしろ通例であろう。病理の構造(ストラクチャー)どころかおよその勘どころも判っていない患者が担当患者の中に加わっていることは治療者にとっても「重さの分からない荷」であり、一日の力の配分がむつかしい。

第一日に家族と医師が会っておくことは欠かせない。当然家族は患者の予後に不安を持つが「本人と家族と医師の呼吸が合うか合わないかで予後が大幅に違う」主旨を告げるべきだろう。これは美辞麗句ではない。呼吸合わせの上手下手は人によって異なるが、その重要性の認識の合意は少なくとも有害でないだろう。バリントは「分裂病原性の母親」とはどういうものかよく判らないが、子供に「波長を合わせる」ことの下手だった母親ではあるまいかという感想を述べている。

入院第一夜の重要性はサリヴァンがとくに強調している。彼自身が加わることもあったというが、とにかく二人の看護師がつきそって不安の軽減につとめたという。そして患者との対話よりも、治療者同士の対話を患者がきくという形をとったらしい。おそらく入院第一夜の独特な不安と

緊張は、精神科に限らないだろう。これは大体入院後一週間はつづくとみてよい。(三四)

入院するにあたって、精神科に入ってくる患者さんにとっては精神科の病棟は生まれて初めて見るものです。われわれは職業上の慣れで忘れがちですが、精神科病院に初めて入るということは、それ自身が大変なトラウマであることが多いんですね。治った人で、「鉄の扉が開いて中に入れられて、鍵がかかるその音だけはいまでも耳の底に残っている」という方は決して少なくない。(三五)

【ウナム】二回目、三回目の再入院のときも、初めての入院患者のような扱いを受けて、うれしかった。鍵のガチャンと閉まる音は入院中に何度も聞く音なので、入院患者の中には、その音に慣れてしまう「しぶとい人」がいたかもしれない。

【エピンビ】入院第一日の夜は、昏迷の彼方でよく覚えていない。面接室というフダの裏側に観察室と書かれたガラス張りの小部屋に入れられ、扉には鍵はかかっていなかった。そこに重症の患者さんと二人で入っていた。床には破り散らされた鉄道雑誌の写真が散乱していた。私も鉄道好きであったので親和性を感じた。

【緒田】私の入院第一日は人事不省状態で、拘束されて保護室の中に投げ込まれた。私に話しかける者はいない状態で注射を打たれて、夢もいっさい見ない孤独の絶望状態だった。私はこのとき、いわば死んだのである。再び正気を取り戻したのは暦の上で三日後だった。

【星礼菜】入院前の精神科病院のイメージは、独房みたいなところに住んで一生出られないというものだった。実際入院してみると、病院はチリ一つない大きな建物で、案内される途中にドアがあり、一人ではどこにも行けないと分かった。それに圧倒されて抵抗する気力が湧かなかった。

こういうことで困られて入院される誰々さんですが、どうぞよろしくお願いします

◆原則として、よほど患者が殺到していなければ、外来で診たドクターが病棟主任の看護師の前まで連れて行って、「実は今度、こういうことで困られて入院される誰々さんですが、どうぞよろしくお願いします」と口添えするんですね。そうすると、看護師長さんなりも「よろしくお願いします」といい、患者さんも弱々しくても、だいたいは「よろしくお願いします」という。ときには、看護師さんなんかが、男性の患者ならば手を握って「ひとついっしょにやりましょう」と……。この関係づくりが非常に良かったんですね。

始まりが大切です。そうすれば、後で気持ちが荒れる患者が少なくなると思います。関係を良くしますと、薬も少なくて済むんです。薬が大量にいるのは、病気にもよりますけれども、長い間孤独な中で大量の薬と戦っている人が多いですね。薬ごときに負けてなるものかということで、戦っておられる。(三六)

【ウナムー】私もこんな丁寧な扱いを受けたことを、おぼろげながら覚えている。

【エピンビ】第一印象は後々まで残っている。第一印象には人の経験が凝縮し、形ではなく心が現れ、患者は無意識に察する力を持っている。生きていくために必死だから。回診か何かで大勢でやってきた医者の一人に、私は何かひどく訴えていた記憶がある。それに対し、その医者はすげなく「そう」とだけ言い、そのすげなさが記憶に残っている。

【緒田】入院当時、男性看護師は皆屈強の強者ぞろいで、患者間のトラブルは力でねじ伏せていた。しかし、心はみんな優しい方ばかりで、患者を温かく見守っておられた。

【星礼菜】入院中、薬に対する恐怖心で夢にうなされるほどだった。しかし、看護師さんたちが入院患者に、それぞれ違う薬を間違わないように一生懸命用意してくれる様子を見て、抵抗せずに飲めた。

看護できない病人はほとんどいない

◆入院の場合は、まず、すでに述べた「頭の中のざわめき」がしずまるまで、「あせり」がしずまるまで、とにかく睡眠が十分とれるまで、をめやすに薬の量を次第に——病勢をくじくほどの勾配で——増量せねばならないだろう。中途半端な薬量ほど患者を苦しめるものはないので、薬物のパラドックス反応が出た時は、減量変薬も一法だが、それだけが選択肢ではない。増量も一法である。「下（減量）へ逃げるか上（増量）へ逃げるか、どちらか」なのだ。しかし、最初の一週間のうち、この第一のめやすに到達できれば、それはまず例外的なほど順調なすべり出しだろう。

では、この不安定要因の充ち満ちている最初の一週間をすごす上で最大の力を持つものは何だろう。それは看護だといいたい。

一般論としてここでいっておきたいのだが、医学の力で治せる病気はすくない。医学は依然きわめて限られた力なのだ。しかし、いかなる重病人でも看護できない病人はほとんどいない。看護というものの基礎は医学よりもずっと安定したものである。(三七)

【ウナム】主治医の薬の加減が適切だったから、今の平穏があるのかもしれない。他の入院患者が看護師と冗談を言い合っているのを見て、看護師に親しみを感じた。

【エピンビ】医師と看護師の違いは、「治す」と「癒やす」の違いだと思う。癒やすには痛いところに手をあてて、精一杯手を尽くすようなイメージがある。

【緒田】入院当初は大量の薬を飲まされて死んだように眠たい状態だったし、夕方の眠剤も即刻効いて、毎日朝まで爆睡状態だった。五十一歳の現在でも夕方六時半に眠剤を飲むが、夜二時に起きて、読書している。入院中は、毎日昼間に旧約聖書を閉鎖病棟の廊下で読むことを日課としていた。聖書には精神を癒やす独特な力があると確信している。

【星礼菜】担当の看護師さんは若いきれいな女性で、とても明るく挨拶をしてくれた。親しみを込めた感じで何でも言ってくださいと言われた。初対面でそういう態度で接してもらったことは久しくなかったため、あたたかい気持ちになった。

ときどきぽつっぽつっと泡が立ってくる、それがそういうときの言葉だ

◆急性精神病に落ち込んでおられる人、たとえば保護室におられる人に対して、私はどう語りかけるか。

患者さんには順序だてて話をするというのが大仕事なのです。ピークでは何かを語ろうとすると、自分のなかから横槍が入る、あるいはいろいろな考えが殺到してくる。「ちょっと濃いスープがお鍋のなかで沸騰して、ときどきぽつっぽつっと泡が立ってくる、それがそういうときの言葉だ」と言われた方がありますが、そういうものなのだろうなと思います。

そもそも、生まれてはじめて経験する事態ですから、日常の言葉でこのようになんとか表現される方がおられるのは奇跡的です。大したことなんです。

一般に、まとまった妄想を語るのは言葉にするだけの余裕ができたということですから、言葉になるのはつねにちょっと遅れるのです。つまり妄想と一体化しているときは、昏迷状態でボーッとしておられるか、からだで暴れられるかのどちらかですね。無目的に暴れるというのは、安定した「身の置き方」がみつからないということもあるように思います。どのようにからだを置いても、そのままではいられないということです。

保護室には二人で行くようにしてくださいね。二人のほうが、じつは患者さんも安心します。一人のときは、何かされるかもしれないと思うわけですね。患者さんの側ではそうなんですよ。つまり一種の調停者としての第三者が必要なんです。そういう意味では医者と看護師のほうがいいかな。とにかく二人で行くことは患者さんにとって助かることです。もちろん、医療者にとっては、何かのときのために連絡係が絶対に必要です。往診も一人で行かないことです、特に最初は絶対に。一人同士の出会いは心細い者同士の出会いなんです。山道で出会うときだってそうでしょう。(三八)

【ウナム】高校在学中に、三カ月間入院した。退院後、出席日数の関係で「残り三カ月通学すれば卒業できる」と言われた。無理だと思い、気が遠くなり、二回目の入院となった。退院後、アルバイトをはじめ、病院が遠かったので薬を飲まなくなり、空想の友達をつくりはじめた。薬は泡が立ってくるのを阻止する力があると思う。

【エピンビ】急性精神病状態のとき、知らないおじさんに突然親しみを感じて肩を揉みだしたら、部長と課長に両脇を羽交い締めにされたが、抵抗しなかった。言葉より行動が先に出ていた。「二」は対立で「三」は調和だと強く思っていた。世話してくれた人にとってはとても奇妙だったと思う。

【緒田】救急車で病院に到着したとき、医師と大勢の看護師に迎えられた。自分の症状を語る余裕はなかった。空腹だったので「パンと牛乳」と叫び、持ってきてもらうと、なぜか無性に腹が立って、それを捨てた。身の置き方が分からなかった。

【星礼菜】妄想そのもののときは妄想とは思わなかったので、主治医にその話はしなかった。急性期のときにやってきた保健所の人は、二人組のやさしい女性で、話をしたら考えがまとまってきて、周りも動き出した。退院後は自分の体験を漫画にしたが、そのころはもう自分自身を受け入れていて、貴重な体験を人にも分かってほしいと思った。

家族があいたいといっていますが、会うかことわるか

◆最初の面会は、「一族再会（ファミリー・レユニオン）」の可能性を大きく規定する重要事件である。早すぎても遅すぎてもその好ましい力は弱まる。患者がそれまでに静穏化し、弱々しくても新しい一歩を踏み出していることが必要である。患者に、家族があいたいといっているが、会うかことわるか、とたずね、ことわる自由があって、しかも、それを医師の責任による決定として伝えることを告げた上で、いずれ面会するという確約を得た場合でなければならない。すこし早いかなと思う時は、面会の始りと終りに医者が立ち会うべきである。最初の面会は短時間の方がよい。しばしば間（ま）が持たないことが多く、そんな雰囲気で長時間をすごすより、少し心残りがあって再会を期する方がよいからでもある。大切なのは、再会したという事実そのものである。機械的にでも時間を支払わねば愛情の証（あかし）が立たないという雰囲気を生み出さない方がよいが、そのために、治療者が時間を限ると、患者・家

族双方の心理的負担が軽くなる。十五分でもしばしば長すぎるのが初回の面会である。(三九)

【ウナム】家族との面会に、これほどの気配りが必要とされているとは思わなかった。医療スタッフから面会の日を告げられると、面会の日まで自分について考えた。楽しみだった。

【エピンビ】急性精神病下で姉と父が面会に来た。ただし、死後の世界で二人とも死んだのだと思った。あの中で、姉と父のいる空間であったことは大いに意味を持ったと思う。病んだ頭でもう出られないと思っていたから。

【緒田】入院時の家族との面会は、非常に大切である。特に家族が保護室にまで面会に来てくれたとき、救われたような気分になった。主治医立ち会いのもと、家族と保護室で面会するケースはほとんどないと聞いた。特別な配慮があったのだと思う。

【星礼菜】面会の記憶があまりない。両親が洗濯物を届けにきたときに、顔を合わせる程度だったと思う。程なく外泊許可が下りた。家族は普段どおり私にあまり干渉しなかったが、身体がうまく動かせなかったので、入浴後、母は私のぬれた髪をバスタオルでしっかり拭いてくれた。

六　家族に伝えて役に立つであろうこと

私は病気になる前を知らないので、その違いを教えてください

◆初回入院した患者さんの場合、家族をまず休養させるということと、家族を治療の蚊帳の外に置かないで治療に参画させるということの二つを遂行するというのが、家族についての大きなポイントであろうかと思います。

家族がどれくらいまいるかというのは、一つは発症してから入院まで待たされる間の日にちにもよります。なかなかコントロールできない患者さんが立ち上がるたびに押され、歩くたびに後を随いていくというようなことを三日くり返しますと、患者さんも精神的にまいってきますけれども、家族も非常にまいります。そういう意味でも、超短期に治療を開始するということの意味があろうかと思います。だいたい、いくら頑張る家族でも四十－五十日ぐらいたつとまいってきます。

どこか治療に参画しているという感じを持ってもらうためには、やはり家族面接が重要だと思います。「私は病気になる前を知らないので、その違いを教えてください」ということです。そうす

ると、意外な事実が聞けることがあります。たとえば、病気の前のかなり不安定な面を話してくれたり、その情報が取れたりして、「いまのほうが落ち着いてるという面ではいいのです」と見直してくれたり、「こんなことがありましたが、自分に対してあんなやさしい言葉をかけてくれるのは、もう何年もなかった」といってくれたりします。(四〇)

【ウナム】発症当時、家族がバラバラになりそうな時期だった。家庭が荒れていたように思う。私の入院によって、さびしさから家庭がまとまったかもしれない。

【エピンビ】病気の後、家族と意識して話し合う場面が増えた。いつかはいなくなることを意識しながら。家族との言葉のやりとりを通して、世間との関係のつなぎ方を学び直したような気がする。テレビを消す時間を意識的につくり、亡き祖父母のことを含め、家族の歴史を聞かせてもらった。そういうことは今、財産になっている。

【緒田】私の家族は、私が一人で幻聴と会話している姿を見て、異常だと気付き、クリニックに連れていった。いわゆる独語状態は周りしか気づけないと思う。そのときは「ついに私は超能力者になった」と思い込んでいたので、「余計なことをするな」と思った。今では、親の行動は自然だと思うし、私を憐れんでいたと思う。

【星礼菜】家族は、身体がうまく動かせない私を見て、かわいそうと思っていたようだ。父は、病院を老人ホームみたいだと言っていた。家族にとっても先の見えない入院治療だったが、何とかなるさの精神で支えてくれた。

精神科治療の目指すところ

◆次に、これは家族にいうこともあり、本人には初診でないときにいうことが多いのですが「精神科における治療の難しさは、病気の前に戻せばよいというわけではないと僕は思う」ということです。「病気の前に戻りたいかい?」と聞くと、たいていの患者が否定します。「あれは嫌です」「あれは辛かった」といいます。(四一)

私は、「治るということは、病気にならない前に戻るということではないと思っています。病気になる前には、いつまた病気になるか分からない弱いところが、何か分かりませんけれども、あったのではないかという気がします。せっかく病気をしたのですから、前よりもどこかゆとりのある生き方に出られることが目安になるのではないでしょうか」ということが多い。「いつごろでしょうか」ときかれる時も、分からない時が実際は多いので、「その時になれば自然にご自分の感じでわかると思いますが」といい、患者の悲観性の程度を知るためもあって「ご自分ではどれ位と思われますか」とたずねる。妥当なことが結構多いが、「即日」などという場合は「あなたは治らないと思って少しやけになっておられるのでは?」ときき返す必要があるだろうし、年の単位でいわれる場合は、「私は必ずしもそう思いません。今からそう決めてしまわなくてもいいのではないでしょうか」というほうがよいだろう。何か月と明言される医師もあることを知っているし、その理由も分かるのだが、私としては「目安として、それまでどうなってゆくか、行ってみましょう」と言い添えたいところである。目標も大事だが、三か月なら三か月先ばかりに気が行って、それから先をあれこれ思案する人も少なくないことを頭に置くべきだろう。「アスファルトの一本道を先をみながら歩くのは疲れるものですから」ということもある。(四二)

家族には「仮に前より見栄えがよくなくても、より安定した状態に患者さんが入られることを目標にします」と申します。実際、精神科の治療が他の科の治療と違うとすれば、発病前よりも良い状態、少なくとも安定した状態を目指すというところであろうかと思います。(四三)

【ウナム】私は学生のうちから人生のプランB、すなわち、もうひとつの生き方を踏まえて勉強しておくべきだった。私は学校嫌いであまり先生の話を聞いていなかったが、もしかしたら先生は人生のプランBを教えていたかもしれない。プランBこそ病気の前より良くなることだと思う。

【エピンビ】病気の前の世界は、ボタンを掛け違えた矛盾が積もり積もった世界なので、帰ろうとは思わない。病名がついたことで、罪の意識から解放された気分だった。発症は生活の仕切り直しにはなったが、素地は同じなので小さな矛盾は起こる。まだ爆発は起こっていないが、ただ、備えはできている。

【緒田】発症前、私は、罪深い生活を送っていた。発病後は、毎日早寝早起きの規則正しい生活をし、必ず聖書を読んで、実に信心深い生活を送るようになった。

【星礼菜】病気以前は不安と自己嫌悪に悩んでいた。どうにかしたくて心理学や古典など、たくさんの本を読んだ。入院を体験したが、運良く就職できたことで、今は充実した日々を送っている。勇気を出して正直になると、ものを書いたり、人前で自分の考えを述べることも少しはできるようになった。心地よい自分らしさを心がけている。

病院疲れを直していらっしゃい

◆さて、最初の外泊ですけれども、このときに皆さんはどうおっしゃっているでしょうか？　私は、家族の方にも本人にもいいます。それは「病院疲れを直していらっしゃい」ということです。〝病院疲れ〟ということで、私は家族にとっての患者の状態の見え方を変えようとしているわけです。家族の方にこれをいっておかないと、ときには「病院の規律を外泊で乱してはいけない」といって、朝叩き起こしたり、その辺を走らせたり、ということが起こりかねません。ちょっと軽めに「お寿司好きですか？」と、家族にそっと聞くのです。たいてい「イエス」です。「病院は食中毒を恐れてお寿司は出せないので、ではお寿司をお願いします」というようなことを申します。こういう軽さも必要かと思います。[四四]

「病院づかれをいやしていただくこと。まず、おいしいものを食べさせてあげて、ゆっくり休んでもらって下さい。昼すぎまでねておられてもかまいません」

「よく休む人がやがて働けるようになるのは自然だが、働けるけど休めない人は化物ですね」

「患者さんは働くのが下手な人というより休むのが下手な人と考えた方がだいたい正しいです(四五)」

【ウナム】面会はあったが、外泊できるようになったのは入院してからずっと後のことだった。プライベートな時間を保てることが、外泊の意味だろう。病院に帰るときはお土産を持ち、旅行から帰ってきた気分だった。

【エピンビ】外泊というのがあったのか、はっきり覚えていない。「病院疲れ」で思い出すのは、二回目の入院のとき、退院が延期になったことだ。このときは疲れがどっと出た。

【緒田】入院中の「外泊」は非常に大切だと思う。私は、閉鎖病棟でプライバシーがなかったので、「外泊」は非常にありがたかった。ただ、入院が「外泊」なのであって、家に帰ることが「外泊」と呼ばれていることが不思議でならなかった。

【星礼菜】ゆっくり休んだ後、また始動するのはおっくうであるが、疲れていると思ったら、やりたいことも止めて休むように心がけている。大事なのは勤勉より健康である。

治療という大仕事をなさっているのです

◆消耗状態には「あれだけ大仕事をしたのですからね、外からは目に見えない仕事ですけど」といったコメントが必要だろうし、とくに「ブラブラ怠けているようにみえますけど」といわれればきっぱりと「治療という大仕事をなさっているのです」と答えるのが医師の義務だろう。まさにそういう仕事をしてもらっているのではないか。(四六)

【ウナム】私が家で、昼間にゴロゴロしていても両親に何も言われないのは、家での私の粘り勝ちかとも思うが、中井先生の言葉は正しいと思う。

【エピンビ】中井先生のこの言葉に出会い、救われたような気がする。それ以来、大仕事という言葉は私の中で定着した。今は、この言葉は中井先生の患者に対するやさしさであり、本当の意味で大仕事なのかどうかわからないとも思うけど、消耗状態を救う言葉であると思う。

【緒田】治療とは、医者だけが一方的にすることではなくて、患者自身も、退院を目指して懸命になって、治ろうとすることではないかと思う。長期入院の人は、私より症状は軽く見えたが、面会や外泊がほとんどなかった。治療という大仕事は、周りの評価にかかっていると思う。

【星礼菜】入院中、自分が仮病を使い、怠けているとは思わなかった。叱咤激励する人はおらず、尊重されているという感覚があった。「治療という大仕事」を周囲に認められていたので、後ろめたさや恥ずかしさで卑屈にならずにすみ、あせりがなくなり自信が持てた。

家族の消耗への配慮

◆外来の第一週は、入院の第一週と同じ重要性と不安定性がある。面接の間隔は、治療者が予見できる範囲によって決定すべきだが、翌日に必ず来院というのは、せっかく眠りが得られたのを叩き起こして来院するという事態が起こりかねないので、少なくとも三日分は渡した上で、不眠なら翌日、第一夜によく眠れたら翌々日かその次を約束するのがよい、と思う。

しかし、家族の消耗も無視できない要素である。消耗した家族と〝呼吸を合わせて〟の外来治療は挫折しやすい。これは患者にも影響して、安心して治療中心の生き方ができない気持を持つ。現実にもできなくなる。(四七)

【ウナム】三時間しか眠らずに勉強することが、親の期待だと思い、実行し、胸が苦しくなった。両親は、「もう少し睡眠時間をとるように」とすすめたが、言うことを聞かなかった。実は両親はそう思っていないのではないかと疑っていたからだ。

【エピンビ】病気の根の深さは、世界への不信感の深さ、猜疑心の強さと関わっていると思う。その人の世界が凝縮されて出てくるのかもしれない。家族は消耗はしていなかったが、心配してくれていたように思う。

【緒田】発病後、最初の入院で飲んでいた薬は非常によく効いた。三カ月で退院してからの外来診察は毎週だったが、眠剤は非常に効いて、入院していたときの習慣通り、毎日六時半に飲んで、泥のように十時間眠った。

【星礼菜】入院後の外来通院の間隔は一週間ごとで、安定してからは三週間ごとだった。母は、私の看病のために仕事を辞めるとまで言ってくれたが、私は辞めてほしくないと伝えた。私の犠牲になってほしくなかったし、仕事をする母を尊敬していたからだ。

『梅一輪一輪ほどのあたたかさ』かな

◆患者が「怠けていてはいけないから英語でもやろうと思うのですが」ということもあるが、その時も「君は怠けているのではなく治療（休養）という大仕事をしている」ことはまず前提として告げるべきだろう。改善の時に少し自他がブレーキをかけるべきなのは、下山の時とかわらなくて、「『梅一輪一輪ほどのあたたかさ』かな」という告げ方が家族に一番判ってもらえる言い方であることも多いが、もう少し直接的に「少しよい芽が出てくると引っ張ってでも伸ばしたいのは人情かも知れませんが、それで草木は伸びますか」といわねばならぬこともある。（四八）

【ウナム】統合失調症は、家族の形次第では発症しない病気なのかもしれない。家族の形とは、両親の期待の仕方と、本人の受け取り方だ。最後の退院後、「働きなさい」とあせらせることもなく、家族が回復を気長に待ってくれた点では、私はラッキーな患者だ。

【エピンビ】両親はせかすこともなく、南方的な温かさで包んでくれた。家計がまわっているからいいじゃないかと。このおかげで、気分がとても楽だった。

【緒田】治療という大仕事には、家族の支援が欠かせない。「じっくり入院治療に取り組むことが理想」と書かれているが、患者にしてみれば、早く退院して家族や地域のなかで治療した方がいいのではないだろうか。そこで無理やあせりがないことが必要だと思う。

【星礼菜】患者を大事にする考え方だと思う。「ゆっくり」というのは、諦めないという意志をもって行わなければできず、患者にとっては忍耐を必要とするので励ましてほしい。

七　ゆとりを失っているとき

〝あせり〟は何パーセントで〝ゆとり〟は何パーセントか？

◆〝あせり〟というのはかなり患者さんが自覚することがありますが、「生まれてから〝ゆとり〟というものは感じたことはない」という患者さんがけっこうおられます。この場合には、「それでもそれが出てきたら君にはわかるよ。ああこれだと」といいます。サリヴァンという人は、患者さんが〝urgency〟の中にある、と。これは〝あせり〟にいちばん近い英語だと思います。そして患者は何を求めてあせっているかというと、逆説的ですが〝peace of mind〟だと。〝こころの平和〟というのは〝ゆとり〟にかなり近いと思います。

疲れの変化については、「最初はいつも疲れてる。だけどだんだん疲れに目鼻がついてきて、何かをやったら疲れるようになる」、と申します。深い海の場合には海底に石があろうが岩があろうが水面の形に関係なしだけれども、浅い所に来ると水の底の石や岩の形に応じて波が立つようなものだという喩えを使うこともあります。「〝あせり〟は何パーセントで〝ゆとり〟は何パーセントか?」とたずねることもあります。「あせりが百パーセントです」という答えも「五十パーセントぐらいかな」に変わります。これは「あせり」「ゆとり」「疲れ」の有無を聞くだけよりずっと回復の程度を教えてくれる情報でしょう。

こうなると家族の方は「何をやらせたらよいかわからん」といい出します。本人がいうこともありますね。これには「やがてゆとりが出てきたらやりたいことが戻ってきます」「あせって始めたらできることもできない」と答えます。回復してだんだん疲れがとれてきますと、私が〝提案期〟と呼んでいる時期があって、「あれもしたい、これもしたい」というのが、いっせいに出てくることがあります。この〝提案期〟は三週間と続かず、三週間同じことを考えていることはまずないので、患者には「三週間、君の考えが同じだったら僕からも頼んでみよう」といいます。そうするとだんだん一つに絞られてきます。三週間というのは、絞るのにちょうどいい期間のようです。逆にやりたいことがないという場合には、「やりたいことが戻ってきます。静かに待ちましょう」といったほうが、やりたいことが出てきやすいです。(四九)

【ウナム】私は家族から期待されていると受け取って、「ゆとり」を感じられなかったのかもしれない。期待に応えようとして休む時間がなかった。

【エピンビ】消耗期、旅をすれば何かが変わると思い、あせって西表島に一人で旅行したことがある。場の流れに飲まれて、体験ダイビングすることになった。経験もなく、体ものろくてうまくいかず、針のむしろ状態だった。大勢宿泊していた宿の人の集まりにもなじめなかった。危うかった。

【緒田】あせりからゆとりに移って、心の平和を得ることが、退院後の生活で大切な要素であると思う。私が退院して心の平和を得るようになったのは、社会復帰してからであった。働くことには一歩踏み出す勇気が必要だが、仕事は心の治療を促進するひとつだと思う。

【星礼菜】あせりは十代後半から強くあったと思う。あせりは、社会の中でどうやって生きていくか分からない不安から生まれた。ゆとりは、人に話しかけたり活動に参加するといった、ちょっとした勇気の積み重ねで得た成功体験から生まれると思う。

この人生の危機の時に幼少年時代からの大問題を解決しなければならないのだろうか

◆たしかに患者は生死にかかわる問題をかかえていることが多い。幼少時代このかたの懸案が即時全面解決を求めてやまないことも多い。しかし、私は時にうたがうのである。今の今、この人生の危機の時に幼少年時代からの大問題を解決しなければならないのだろうか。それは可能だろうか。試みが可能としても正しい回答に行き着くだろうか。ある程度以上の大問題はそもそも人間の解答能力の範囲内にないものでなかろうか、と。患者の多くが、大問題をいやが上にも大問題に、特殊問題や個別問題を一般問題化する傾向があるらしいことをいってもよいだろう。数学ならばそれは常道かも知れないが、人生の問題については果たしてどうだろう。時に、患者は、悪天候にあった時、麓へ逃げる代りに山頂にむかって逃げる人の印象を与えないでもない。ここで、医師の「病い」であるところの、ものを聞かれればとにかく答えねば威信にかかわるような気がする「回答強迫症」が出ればいったいどういうことになろうか、と危ぶまれる。（五〇）

【ウナム】思春期の大問題は進路だった。高校二年生の終わりに、大学進学ができないことが三者面談で分かって、どこに進学するか、就職するかという問題があった。高校三年になってものんきに構えていたから胸が苦しくなったのかもしれない。

【エピンビ】病気を契機に「大問題の世界」に目覚めてしまったような気がする。そしてどこか、へんなところに迷い込んでしまった。自分のことであれば自業自得と諦めるしかないが、他人も巻き込んでいるのではないかと心配だ。

【緒田】私は入院生活の時に、幼少年期の大問題と闘ったりはしなかった。私が発病したのは幼少年期に問題があったからではなく、宗教妄想と恋愛妄想の絡み合いによる二十八歳当時の状況が、原因だったからである。もしイエス様を知っていなければ、私の入院は決してなかったであろう。

【星礼菜】自分がどう思われているかを気にしすぎて、世界の人々や世界そのものが、厳しい場所に思えた。自分なんて誰からも認められない、人間関係がうまくできないという感覚が、思春期のころからあった。

よく眠った頭で考えることは、不眠が重なった頭で考えたことと違うことが多い

◆患者の語ることに耳を傾けることは大事だが、患者に「問題の中にはこちらが解決しなければならない問題もあるが、今日そう思えなくても、問題の方から消えてなくなってくれるような問題もある。消える問題は消えてしまってから、残る問題を解決しても多分おそくはないだろう」と告げる必要があるし、さらに「よく眠った頭で考えることは、不眠が重なった頭で考えたことと違うことが多い。それは、病気であろうとなかろうと誰しもがする経験ではなかろうか」という必要もある。[五一]

回復のためにはとにかくよく睡眠をとらなければいけません。私の勤めていた病院の習慣では、消灯前にドクターが回診しました。看護の方といっしょに回ります。〝御用聞き〟と称していましたが、部屋ごとに「今晩眠れそうですか。眠れそうでない方は?」ということで、もうお薬を準備しておくんです。そうすると、準夜・夜勤の看護も楽です。本人も安心です。「もらいに行こうか、行くまいか。断られやしないか」などと余計なことを考えなくてすむわけですから。このように先手を打つことも大事だと思います。[五二]

【ウナム】要するに、精神病とは人生の崖っぷちではなく、崖から落ちたことを言うのだろうか?

【エピンビ】頭がカッと覚醒して三時ごろに目覚め、再入眠できなかった時期がある。気分の高揚と関係していて、頭の中が焦げた感覚がした。また、十二時くらいから頭の中に面白いことが次々にわいてきて、寝つけない時期もあった。朝、起きれなかった。

【緒田】急性期は霊に支配されているから、眠らなくてもますます頭が冴えていく。精神科病院の良い点は、強制的に眠りを作ってくれたことだ。逆に寝過ぎるとますます眠くなり、ロクなことにはならない。つまり適当な睡眠時間が分かって実行できれば、正確な判断が得られると思う。

【星礼菜】不眠というのは不思議なものだ。学生時代は受験勉強のため睡眠を制限させられ、あんなに眠くてたまらなかったのに、不眠のときは眠剤を飲んでも眠れない。脈絡のない考えが次々と浮かぶ。快眠の朝は、空気を吸えただけで生きていることに感謝できる。問題が起こってから手を打つのでは遅いので、事前に睡眠の大切さについて説明してもらい、心の準備をしておきたい。

私は匙を投げていない。あなたのほうが先に匙を投げないでください

◆入院の当日でも、もう少し経ってからでも、患者に「今日退院したい」と迫られたら、どう皆さんお答えになりますか? これは答えが一つじゃないのですが、咄嗟に思い浮かんだことばが図星であった例があります。それは「君はひょっとしたら、一生治らないと思ってるんじゃないか?」という反問ですね。実にそうだったんです。しばらくの沈黙の後に「いや、そう思ってます」と。

で、「私は匙を投げていない。お前さんのほうが先に匙を投げるな」ということをいったように覚えております。「私が匙を投げていないうちに、君が先に（自分に）匙を投げるな」と伝えることが非常に重要だと思います。というのは、統合失調症に限りませんが、こころというのか脳はけっこう復元力があり、ただ、患者の士気（モラール）が維持できなければ治るものも治らないと私はいいたいのです。何ごとにつけ、私はよく「治るものも治らない」と患者さんや家族によくいいます。「せっかくここまで……」とか、このことばもよく活躍します。「せっかく入院したのに……」「今退院するのはもったいない」とか。〝もったいない〟というのもいいことばでしょう。[五三]

【ウナム】希望を持ち続けることが、回復への近道なのかもしれない。

【エピンビ】脳の復元力はあるものと信じていた。他の脳損傷の本で読んだ記事が参考になった。リハビリの本は存在せず、自己流だった。それがよかったのか悪かったのか、よく分からない。発症後、文章を全然書けなかったが、不思議なことに自然と書けるようになった。

【緒田】最初から匙を投げる患者は少ない。私は投げたことがない。入院が長期になるにつれ、家族が匙を投げ、医療が匙を投げという経過が、患者の諦めをつくっていくと思う。

【星礼菜】投げやりになるのは、なんでも一人で完璧にしなければならないと、自分で自分を裁いているからだと思う。完璧でなくてもよいと思うことや、人の力を借りられることが、匙を投げないことだと思う。

八　患者が幻覚妄想を口にしたとき役に立つであろうこと

もし幻の声がそう言っているのだったら、それはとてもつらいだろうね

◆極期には幻覚妄想は言語化できず、大海の激浪の飛沫のような断片的な叫びとなる。言語による因果律とカテゴリーを使用する幻覚妄想のまとまった語りはむしろ極期が過ぎた徴候である。「ふうん」「不思議だね」などの合いの手を入れつつまず傾聴するが、面接で患者が語らなければとりあげない。欠落や矛盾の指摘は反治療的である。欠落と矛盾はあるうちが花なのだ。「そうとも考えられるがそうでないとも考えられる、あー、うー」とこちらが苦しむほうがよい。患者は他患者の幻覚妄想ならば否定し嘲笑できる。つねに面接の焦点を生活の健康部分に置く。いかにそれに時間を費やそうとも病的体験に重点を置かない。われわれは患者の自己同一性が病的体験中心にならないよう心しなければならない。「幻聴を聴く人」が自己規定の第一になっている人に時々出会う。「何々は何々である」という相手の命題を「もし何々が何々ならば、それは何々だね」といちいち言いなおすこと、一般に陳述「もし、そうなら、こうなるね」(if so, then)という仮定文に変換

することは役に立つ。後者にはたとえば「たいへんだね」という情をまぎれこませられる。ここに徐々に妄想と距離ができ、その比重が下がる糸口がある。妄想は患者が話さなければ話題にしない。われわれの焦点は幻覚妄想ではなく、幻覚妄想を持つ人の苦悩である。[五四]

患者さんへの語り方としては、「もしCIAがあなたを迫害していたとしても、ここまでは追いかけてこないだろう」というような表現がいいでしょうね。

「もし……ならば……であろう」という言い方は面倒くさいようですが、けっきょくは時間と労力の節約になります。患者さんが「もし……ならばどうであろう」という考え方をするようになるということは、それ自体が大きな進歩なんですよ。これは薬ではつくれない達成です。そう思いませんか?

こういう、やわらかな言い方は大切だと思います。幻聴についても、「きみが幻聴というもの」というふうに言うほうがいいと思います。「ああ、きみが幻聴というものね。ああ、そう」というような感じです。そして、「もし幻の声がそう言っているのだったら、それはとてもつらいだろうね」「ぼくは経験していないからわからないけれど、でもふしぎだね」と言います。

患者さんは、ストレートな考えしかできないために病気になっている面もあるので、「こうかもしれないけど、ああかもしれない」というのはエネルギーが要るんですね。ストレートに一つのことを考えて言うだけならまだしも楽で、エネルギーが少しで済みます。[五五]

【ウナム】神様の声が聴こえたときは、しっかりとよく考えて返事を念じることにしている。返事は念じるだけでいいと思う。

【エピンビ】急性期に、見てはいけないものを垣間見てしまったような感じがした。それ以来、いろんなことが気にかかる。物事はどういうふうにつながっているのだろうか、森羅万象の全体像を把握したい、などといった大それたことを望んだ時期もあった。あるいは百科事典の中心はシステムとネットワークなのか？とか。でも、結果から言うと、能力と体力が追いついていかなかった。

【緒田】幻聴は統合失調症患者の財産であるともいえる。患者の中には、幻聴を一種の霊的能力として自慢する人もいる。私もそういう確信的幻聴患者の一人である。私は、幻聴を天使、悪霊、悪魔、悪鬼に分類し、声を尋問して悪霊以下の声は聞き流す術を身につけた。霊界や天界のことを天使と話すのは実に楽しいし、生き甲斐すら感じさせてくれる。

【星礼菜】「もし、幻の声があなたを苦しめるなら、それはとてもつらいだろうね」と、医療者が共感してくれたら味方を得たと思う。「幻聴というもの」という言い方をされたら、これは幻ではないかと疑いを持ち、客観的になれるような気がする。

◆妄想は病気の本体ではありません。妄想というのは、なんといっても世界の一部分の出来事にすぎません。ＣＩＡだって何だって宇宙のごく一部分にすぎません。世界が、宇宙が、全体として恐怖そのものになるのが発病の始まりにありますから、それに比べれば妄想は何ほどのこともないと言った患者さんがいます。

これは以前も強調したことですが、妄想とか幻聴というのは、たぶん外に目を向かせるための生命的な一つのトリックなんでしょうね。というのは、形のない恐怖に直面するというのはものすごく怖いですから。まったくの暗闇を歩くのは怖いでしょう？　ちょっと何か見えたら、すがりたくなるでしょう？　それと同じでしょう。(五六)

【ウナム】話が途切れるくらい時々強く入ってくるピー音は邪魔にはなるが、困っていない。これから邪魔になる可能性はあるが、今は差しつかえのない日常を過ごせている。

【エピンビ】世界とか宇宙とか、全体といった身の丈を超えたようなことと、ごくささやかな日常の今ここというのが表裏になっているから厄介だ。生きている以上、いつもそこから離れることができない。疲れる。

【緒田】妄想というのは、精神病そのものの原因ではない。妄想癖が強い人が有名な作家になることもあるくらいである。私の妄想は、幻聴と一体化している。幻聴と同時に妄想が膨らんでくる。妄想が膨らんでくると、彷徨癖が出てきたり、次第に幻聴も入り混じるようになり、統合失調症へと発展することもあり得るだろう。

【星礼菜】恐怖から仕事をしていた。社会から垂れ下がる糸のような仕事にしがみついていた。糸が切れて、恐怖から逃れられなくなった。妄想幻聴は、自分を守るためのものだったような気がする。それは同時に周囲へのSOSとなっていた。

幻覚妄想への合いの手

◆幻聴や妄想の「内容」が問題ではないと思うのです。恐怖を背景にして出てくるから怖いのだろうと思います。空耳とか空想と違うのは、恐怖が土台にあるということです。統合失調症のいちばん底にあるのは恐怖です。(五七)

幻覚妄想を聴くには、「不思議だね」「ほう」「ふーん、私の経験していないことだなあ」という類の合いの手が重要である。言いっぱなし聞きっぱなしでよい。結論を急ぐのは患者の習慣である。そして人間は因果関係をつけたがる動物なのだ。

幻覚のうちもっとも多い幻聴は、(一)初期段階でざわめきとも無数のつぶやきとも何かのひしめきともとれぬ状態、（二）極期の世界全体が叫びだしたような状態、（三）自由連想の続く段階、（四）次第にせいぜい一、二語から数語に収斂する段階、（五）その内容が穏やかになり、回数が間遠になる段階に私は分けているが、（一）から（三）までの幻聴は幻聴だけの治療がやりにくいと私は思う。幻聴がある独立性を持つのは（四）（五）である。まず好発時刻とおおよその持続時間と終わり方と好発状況をきく。雑踏や車中から出れば消える幻聴、入浴などリラックスの際の幻聴は良性である。持続性だという場合には森田のいう「精神交互作用」が働いているので、手持ち無沙汰な場と時を変えることである。歌唱、謡曲をうたう間、疾走中などは幻聴が止まるらしい。大声の独語、突然の突進などは自前の対処法かもしれない。[五八]

【ウナム】私の幻聴は、ラジオの雑音のような音が中心で、聞いたらいけない言葉にピー音が重なって聴こえた。声は「ワッショイ、ワッショイ」と聞こえたぐらいなので、何ともいえない。

【エピンビ】コンピューターグラフィックスを趣味でやっているが、本能的に頭の中のごたごたをまとめようとする試みだと思う。自分の世界というのを見てみたいという欲望が、常にあるのかもしれない。

【緒田】幻聴について語るのは、私の現実なので不愉快ではないが、妄想について聞かれるのは不愉快である。なぜなら幻聴は、霊界の霊や天使からの声であるから楽しいが、妄想は、自分の想像力の横溢からくるもので、自分がいかにくだらないことを考えているかを証明するものだからである。従って、私は妄想が起こってくると、神に助けを求めて祈るのである。

【星礼菜】自分の中に理想のテーマがあり、好きなものを選んで買うことに夢中になっていたが、入院後は、雑誌を見て、欲しいものや理想の姿を絵に描いていた。買い物はきりがなくて、絵に描く方が満足度は高かった。

幻聴が夢に入ったら教えてくれたまえ

◆では、その幻聴や妄想を、どうやってもっと実りあるものにするか。これをみなさんと一緒に考えていきたいと思います。

私はまず、幻聴が消えうるものであるということを伝えたいですね。「幻聴というのは、なんで夢に出てこないんだろうね」とまず言うわけです。答えはだいたい「そうですね。ふしぎですね」です。私は「幻聴が夢に入ったら教えてくれたまえ」と患者さんに言います。

患者さんが、幻聴にさいなまれていると訴えるでしょう？　でも、夢には出てこないんですよ。じつは私が精神科医になって、最初に思ったことはそれです。「なんで夢に出てこないんだろう。なんでストレスのときのように胃から血が出るとか、髪の毛が抜けるとかにならないんだろう」って。要するにみんな頭で受け止めているんですね。いわばヘディングしている。これは気の毒だなあと思いました。

なんで幻聴や妄想が夢に出てこないのかなんて、ほんとうの答えはわからないですよ。ただ、夢のはたらきによってわれわれは健康を保っていることは確かでしょうね。つまり昼間こなせなかったことを、寝ているあいだに消化してくれている。寝ているときには外からの新しい情報が入りませんから。夢というのは「こころの胃液」みたいなものですね。[五九]

じつは「幻聴が夢に入る」というのは、患者さんが思ってもみないことなんですよ。患者さんがさんざん聞き飽きたようなことは言わないことです。アルコール依存症の人なら「お酒、やめなさい」と、何百回と聞いていることを言ってみても無駄なだけですよね。どこか新鮮味というか、驚きがある必要があります。だから私はいつも、「この患者がいままで聞いてないことは何だろう」と考えます。患者さんの考えを広げていく。自由にする。そのためには、「またか」ということは話さない。壁に釘を打つときに、同じところになんべんも打ったら固定しないでしょう？「別のところに釘を打つ」というのが大事なんです。

患者さんが考えはじめることが大切です。患者さんはしょっちゅう考えています。考えて考えて考えているのです。ただ独りで考えていて堂々めぐりになっていることが多いのです。面接や言葉かけは異物を入れて考えのぐるぐるまわりをちょっと外すきっかけをつくることです。

サリヴァン先生は「面接とは面接時間以外の二十三時間（患者のなかで）働いているものである」と言っています。空耳とどこが違うかを考えること自身が、患者さんにとってプラスの意味になります。自分で否定して、なぜかと考えるから受け身でなくなるわけですね。[六〇]

【ウナム】考え方がせばめられているとき、精神療法で新しい視点や、考えるヒントを与えてもらえたらいいと思う。しかし、そのことで新しい悩みが増えるかもしれないので、考える時間が多い入院中の精神療法のときがよいと思う。

【エピンビ】焦点が頭のことから体のことに移ることは、救いなのかもしれないと思った。精神の世界にいると、体のことがおろそかになって、つけがまわってきた。ほろ苦い話だ。

【緒田】幻聴が夢に出て来ないことは、至極当たり前のことである。なぜなら、夢そのものが幻聴であり、幻聴は、現実生活の中の夢だからである。夢も幻聴も類似物にすぎない。

【星礼菜】妄想については主治医から、あるかないか確認されただけで、内容を共有することはなかった。話をすれば主治医も妄想に巻き込み、ますます悪くなっていたかもしれないので、共有しなくてよかったと思う。

「幻聴が消えても大丈夫か?」と何度も確認する

◆幻聴のある人にはもう一つ、私がかならず言うことがあります。
「ひょっとしたら、あなたが幻聴と言うもの(私はこういうふうに相手の精神医学用語を言い直すようにこころがけています)は消えるかもしれないが、消えても、きみは大丈夫かね?」と。つまり「さびしくならない?」「ずーっと馴れたものと別れるのはさびしいものだよ。大丈夫か?」と聞くんです。これをしつこいほど言うんですね。会うたびに、「ほんとうに大丈夫か?」と。端で聞いていたらおかしく思うでしょうね。私が何度も何度も念を押すから。

患者さんは「大丈夫です」と言うんですね。むきになって大丈夫だと言うこともあります。そのこともたぶん幻聴が消えることに役に立っているでしょう。

これに対して幻聴がきこえているかどうかと聞くことは私はしません。日本の精神科医、森田正馬は「森田療法」を開発した人ですが、「精神交互作用」ということに気づいています。これは平たくいうと、注意を向けるとその現実は注意から力をもらって強くなり、強くなるともっと注意が向くという悪循環のことです。(六一)

二十年以上入院している、もうおじいさんの患者さんがいました。奥さんは亡くなってるんですが、「奥さんが生きている」という情報が、テレビから入ってくるって言うんですね。「きみはそのコンピュー(彼はテレビをコンピューと呼んでいました)が言っていることをほんとうだと思うの?」と聞きましたらね、「いや、ほんとうかどうかわかりませんが、ほかに知る術(すべ)がないじゃないですか」と。

情報を得るためのソースが、ほかにはないんだということですね。私は「そうだねぇ……」とため息をついたものです。夫人の生存については「そうだったらどんなにうれしいことだろう……けどね」と、かすかに現実をにじませながら答えたわけです。哀切な話ですね。(六二)

【ウナム】私は今も幻聴が聴こえることがあるが、しばらくすると消える。幻聴は気まぐれに起こるものだと考え、あまり気にしないでいられたことが、よかったのだろうか。

【エピンビ】急性期の体験は、散々怖いことを体験したにも関わらず、なつかしい気持ちがしてやっかいだ。

【緒田】私の場合、薬を飲んで消えてしまう幻聴は、偽物の幻聴に過ぎない。幻聴は霊界の証明であり、なくなることはあり得ない。死後の世界では、自分が霊となり幻聴はないので、幻聴があることは生きている証だ。

【星礼菜】幻聴が消えたことを医師に確認されたことはない。散歩しているうちに自分の理性の声が強くなっていって、幻聴は自然と消えていった。「幻聴というもの」は、私個人しか絶対に知り得ない内容で、他者が言っているのではないと自分に言い聞かせた。今思えば、妄想や幻聴は、残酷に感じていた現実からの逃げ場だった。一人で耐えなくても温かく迎えてくれる人の存在に気づき、自然に幻覚妄想は消えていった。

昼から夜へ切り替わるときの不安

◆幻聴については二ついっておきたいことがあります。一つは、幻聴がなくなったらとても寂しいことがある。夕方だけ幻聴のある患者さんがいます。これは、パッと始まってパッと消えるわけです。私は、そういうものはあまりたいしたことがないだろうと思っていたんですね。待っていれば消えるわけですから。せいぜい夕方の四時間ぐらいです。ところが、そうじゃなかったんです。幻聴があるときは嫌だけれども一つだけよいところがある。それは不安がないことです。つまり、幻聴がないときは、いつ幻聴が起こってくるか不安で仕方がないというわけです。人間は、夕方は人間のパワーが落ちる〝逢魔が時〟というんでしょうか、そういうときに幻聴が強くなる。不安も強くなります。

大学におりましたときに、よく患者さんから不安だといって電話がかかってきたんです。だいたい午後の四–五時ですね。「七時まで待ってごらん。八時まで続いたらまたかけてらっしゃい」ということをルールみたいにしていましたけれど、かけ直してくる人は少なかったです。自分でも「思い当たる」という人もいました。四–七時というのは、心身が昼モードから夜モードに切り替わるときなので、この切り替わりどきに自己感覚が弱るのではないかと思います。(六三)

【ウナム】そう言われれば、幻聴が聴こえるのは午後が多い。疲れやさびしさと関係があるかもしれないが、不安とは関係ないと私は思う。

【エピンビ】夕方四時から七時までの、〝マジックアワー〟の妖しい感じは好きだ。舞台で合唱するときの照明の仕方なども、似たような非日常性を感じる。

【緒田】夕方四時から七時までは「地獄の魔の時間帯」だと聞いたが、私の場合、幻聴は一日中いつ起こるか全く予断を許さない。一日の仕事を果たした後は、「よくがんばった」と天使から声をかけられ疲れはないが、早退のときは、悪霊が「今日で終わりだ」と言い、絶望から疲労困憊となる。

【星礼菜】引きこもっていた二十代のころは、誰とも会わないですむ夜の方がよかったので、昼夜逆転していた。幻聴は、時間帯というより一人でいるときによく聴こえた。

君の生きるのを何パーセント邪魔しているか

◆なお、慢性幻聴には「君の生きるのを何パーセント邪魔しているか」ということをまず聞きます。案外低いことがあります。強迫観念に対しても聞きます。「頭に浮かんだ数字でいい。いってくれ」と。パーセントを考えることは相対化です。「あるかないか」の二分法からの切り替えです。それから、「身体が揺れることがある」「薬の副作用が急に出てくることも」ともいいます。この頃の薬は副作用が少ないのでどうかわかりませんが、私の頃は「身体が揺れる」(軽い身体症状を訴える)ことが多いと丁寧に身体診察をして、大病がみつからないと「身体のエンジンがかかった」といいました。副作用には「身体の中の薬が余ってきた」といいました。ときどき、不定愁訴だとして薬を増やしたり、抗パ剤(抗パーキンソン薬)を出す人がいるようです。これは「回復の勾配」を頭の中に描いて、ちょっとそれより遅れて（二週間くらい遅らせて）抗精神病薬を減量するのがまっとうな対処だと思います。[六四]

【ウナム】ピー音の幻聴は、相手の言葉が途切れて聞こえなくなるほどだが、生きることへの影響は二十パーセントくらいのものだと思っている。時とともになくなることを知っているからだ。

【エピンビ】どこからが病的な世界で、どこまでがそうでもないのかよく分からない。

【緒田】幻聴は、地獄と天界からの声が半分ずつを占めていて、地獄からの声は、私の心をかき乱し邪魔するが、逆に天界から、あるいは精霊界からの声は、私の心を励まし、私の再生を促進するものである。

【星礼菜】パーセントを聞かれたことはないが、一番苦しかったときは九十九パーセントが邪魔で、残りの一パーセントでかろうじて生きるための作業をしていたと思う。「邪魔するもの」も自分自身であり、その症状が、無理をしている自分に気づかせてくれた。自分を大事にする生き方を学ぶきっかけとなった。

九　よくなってきたと思うとき

かれらは「人間的孤独」にさらされている

◆さて、ここからは回復期に焦点を移していきましょう。

治りかけというのはとても大切な時期です。しかしわれわれは、患者の症状が収まったら急に気を抜きがちではないでしょうか。患者が回復期に入るか入らないうちに、医療者にはだいたい次の患者が待っているんですね。だから保護室から出てみんなのなかで生活をしはじめたときの患者さんは――このことは忘れられがちなのですが――非常にさびしい。何周か遅れて運動場を走ってるような感じですよね。ただし、そのときのさびしさというのはいわば人間的な孤独感であって、共感できます。

このときに支える。少なくとも「ひどくさびしいときがある」ということを知っているだけでずいぶん違います。このときはほんとうに孤独です。むしろ幻覚や妄想というのは、感覚をわずらわせてその孤独を覆い隠していることが多いのです。

これはなんべん言っても言い足りないぐらい重要なことですね。この時期をどう過ごすかによって、慢性化するか回復するかがかなり決まるだろうと私は思います。(六五)

【ウナム】私は幼いころから人と違うと感じていたが、あまりさびしさを感じなかった。入院中は、面会や外泊のときにもらったお菓子を同じ部屋の人に分けて、そのときの「ありがとう」という言葉で人とつながっていた。

【エピンビ】退院後、同時期に病気だった患者さんの見舞いに、何度も訪れたことがあった。その患者さんに会うのも目的だったが、病院から離れることそのものにも寂しさを感じていたのかもしれない。

【緒田】「回復期に幻聴が収まってきて寂しさが募り、人間的な孤独感を感じる」と書かれているが、声は収まらないので、孤独はない。霊界通信を楽しむあまり、現実生活での友人は一人しか残っていないが、帰りのバスの中にも声という友がいるのだ。

【星礼菜】入院中、廊下の隅に座り、働く人を見ていてとてもうらやましかった。ドロップアウトした自分とは遠く隔たりを感じた。他の患者さんは、それはそれで何らかの事情があり、詮索できない雰囲気で、ぽつんぽつんと部屋や廊下にたたずんでいた。

回復初期には「忘れられてはならない」

◆この孤独は、心的外傷のケースに顕著な現象です。ラファエルというオーストラリアのトラウマ研究者が、「忘れられるときが最大の危機である」と言っています。実際に阪神・淡路大震災でも、あるいは犯罪被害、あるいは福知山線事故のような場合でも、体験を風化させるなと被害者は言います。その意味は「オレたちより先に忘れないでくれ」ということです。

要するに、回復初期は忘れられてはいけないのです。しかし、これがいかに人間の性質に逆らうことでしょう。とても努力を要します。われわれは嫌なことは覚えていたくないわけです。必要最小限のことで仕事をしようとするわれわれの傾向は、生理学的・生物学的には正当ですよね。だからわれわれがこの時期の重要性というものを認識すれば、それだけでも大きいことだと私は思っています。(六六)

【ウナム】私は回復初期のことを、よく覚えていない。覚えていないがゆえに、恥ずかしいことをしたのではないかと考えている。

【エピンビ】回復期の今、急性期のことは記憶がぼんやりとはしているけれど、一生忘れないと思う。断片的だが、自分なりに分かりたいという気持ちが諦めきれない。

【緒田】私の最大のトラウマは、私自身が主イエス・キリストの生まれ変わりだと自称して、ホームページ上で冒涜（ぼうとく）の宗教を創始したことである。この過ちに気づいたときの痛みを忘れたことはない。私は永遠にこの痛みを背負って、戒律に基づいた生活を送っていかねばならない。

【星礼菜】急性期からずいぶん時がたった今、あのときのことは私も両親も忘れたいと望んでいるが、お世話になったことや人生の仕切り直しになった記憶は覚えておきたい。

ときどき揺り戻しがあるが必ずいっときである

◆回復の初期に入りますけれども、私は自分なりに寛解過程のときは身体症状にわりと注目してきました。こちらが身体に注目するということ自体に、患者さんの視点の移動、おそらく好ましい方向への移動があると思うのです。患者さんは回復が始まるまでは、急性の方も慢性の方も、身体像は空っぽか、まあ設計図みたいなものです。回復は発病の逆過程ではありません。つまり、回復とは、身体病でもそうですけれども、特異的な症状が消えていって、非特異症状が次第に表面に出てくる過程です。ですから、非特異症状の動きを見ていくのが回復の場合の要点であって、非特異症状が起こる場は表情やしぐさ、動きも含めての広い意味での身体です。妄想とか幻聴が消えたら治ったと思うのは、全くの間違いだと私は思っています。むしろ妄想や幻聴が消えたときが回復の始まりだと思っています。私はこのあたりでどのような順序で回復が起こってゆくかを患者に告げます。それは私のライフワークにかかわるので到底ここでは述べられませんが、「ときどき揺り戻しがあるが必ずいっときである」ということはぜひいっておきたいことです。「嫌いなものでも居ついたもの（病気）は出てゆきたくないって頑張るかもね」ということです。システムに外からの変化力が加わるとそれを打ち消すような内力がシステムに発生するという物理学の法則がありますね。(六七)

患者さんも家族も、あるいは医者自身もしばしば、せっかく回復してきているのに、途中で悪化してきた場合には非常にがっかりします。ときには患者の士気が崩壊してしまいます。私は、これを〝揺り戻し〟として予言しておきます。「よくなってきたときには〝揺り戻し〟があってもふしぎではない。なければラッキー」といっておきます。ときには具体的に「それは〝揺り戻し〟である」といいます。「回復の途中における〝揺り戻し〟は、余震が本震ほどは激しくないように、決して本震ほど激しいということはない」と経験的にいえるといいます。しかし家族ががっかりする、ということはよくあります。家族にもまた揺り戻しが起こります。これも〝揺り戻し〟である、ということをよくいいます。(六八)

【ウナム】私の場合は、幻聴を消さない方針で治療が進んでいったようだ。無理に症状を消そうとしなかったので、揺り戻しもなかった。

【エピンビ】二回の入院のとき、それぞれ揺り戻しみたいな現象があった。両方ともどこまでが現実で、どこまでが幻想なのか、よく分からないような淡い記憶だ。調子が良すぎるときは体におもりをつけて、地上からあまり浮き上がらないようにと言い聞かせている。

【緒田】中井先生は、「ときどき揺り戻しがあるが必ずいっときである」と書かれているが、私は毎日揺り戻しに襲われ、奈落の呵責を味わっている。とくに月曜日は揺り戻しがきつく、毎週来るので「また来たか」とがっかりすることはなくなったが、早退すべきかどうかの戦いがはじまる。

【星礼菜】退院後、再発したことはないのでラッキーだと思う。ただ、家庭の問題でストレスがたまり、再発しそうになったことはある。そんなときは自分に寛大になり、休むことを心がけている。

現状維持がすでにメリットで改善はボーナスだ

◆回復過程は一様な過程ではありません。

私が早く気づいていたのは、比較的安定した時期と、そして非常に変化する時期があって、変化するときにはいいほうにも悪いほうにもともに変化しやすいことです。変化期には非常に力を注いでサポートします。変わらないときは無理に揺さぶったりしないで現状維持を旨とします。若い研修医には「現状維持がすでにメリットで改善はボーナスだ」といいます。これは研修医の精神衛生に貢献します。改善にめざとくもさせます。「待ちの政治」といった首相がいましたが、「待ちの医

療」もあります。時期の熟するのを待つのです。(六九)

回復過程の中には加速できない過程、加速してはならない過程もある。回復の最適の進度というものがあって、それ以下でもそれ以上でも結局慢性化したり再発したりする。こういう会得は、肺炎や結核などの感染症への対処が重要であった時代——抗生物質以前の時代——には医師の、おそらく中核的技術であった。患者にとってもおそらく事情は同じだったので、回復のリズムを巧みにとらえ、いわばその波長に生活を波長合わせできた人がもっともよく治癒したにちがいない。(七〇)

【ウナム】私は回復している実感がなかったから、七年も入院していたのかもしれない。今は現状維持に努めているが、現状維持だけだと将来への不安が募る。

【エピンビ】今は現状維持という言葉に何の抵抗もないが、若いときはものすごくあせりを感じていた。

【緒田】現状維持どころか生きているだけで精いっぱいの自分にとっては、「現状維持がすでにメリット」という言葉に、救いを感じる。私が「決まったことを、決まった時間に、決まった量を行う」のは、「心の平和」のためであり、この現状維持の精神から生まれていると思う。

【星礼菜】現状維持ということに罪悪感を感じるのは、学校教育のせいだと思う。常に上の点数を目指さなければならないとたたき込まれる。百点以外はダメだなんて人生がもったいない。

あれだけの山を越えてきたのだから、疲れが出ても不思議じゃない

◆その次に何が問題になってくるか。回復過程に入りますと、〝疲れ〟が出てきます。〝疲れる〟、〝しんどい〟ことが面接の話題になることがけっこう多いものです。それが長く続くこともありま す。どのように考えられますか？　私がまず申すことは、「あれだけの山を越えてきたのだから、疲れが出ても不思議じゃない」です。(七一)

こういってもよいだろう。健康者が二重底になっているのに、病者は一重底である、と。つまり、健康者がぎりぎりまで力をふりしぼっても、それは第一の底に達しただけで、もう一段分の余裕が残っている。しかし、病者にはそれがないように私には感じられる。彼らが限度だ、といえば、ほんとうに限度だ。

どこかで第一の底を踏み抜くような事態を経験したのだと思う。そして、その時期が多分初発に当たるのだろう。(七二)

【ウナム】患者となった人は限界の感覚を、どこかでぎりぎりにまで下げる教育的指導があったのだろう。

【エピンビ】独特の疲れがあり、〝疲れっポン〟と名付けていた。

【緒田】声との戦いには、ぎりぎりの力を振りしぼって臨む。余裕が底をついた状態は敗北を意味し、「限界です。早退させてください」と言うときは本当に限界だが、戦いの様子が見えないから、周りには唐突に見えるのであろう。しかし私は、神の力を借りて元気を回復する術を身につけた。

【星礼菜】退院一、二週間前は、副作用のため身体が動かしにくくなり、折り紙の鶴さえ折れなくなっていた。そのため、ほとんどベッドに横になって過ごしていた。そのとき何を思っていたのかよく覚えていない。病室は清潔で、布団にくるまれて居心地はよかったのではないかと思う。

それは硬い疲れか？　柔らかい疲れか？

◆次に聞くのは、「それは硬い疲れか？　柔らかい疲れか？」という質問です。硬い疲れとは緊張が続いていることです。柔らかい疲れは実は弛緩です。リラックスしてきたのだけれども、アンヘドニア（快楽喪失）によって、身体が緩んできたことを、〝快楽〟と感覚できないのです。「あ、それはリラックスだと思うけれども、長らく緊張してきたから、なじめないのだと思う」といいます。「そういえば生まれてからずっと緊張してきた」という答えが返ってきたりします。「硬い疲れ」と「柔らかい疲れ」は実態がまったく正反対ですので、必ず鑑別の必要があります。
もう一つは、さらに慢性化した場合ですけれども、「気疲れか？　身体の疲れか？　頭の疲れか？」と例をあげて聞くことです。「勉強し過ぎたら頭が疲れる。これは一日で治るよね」。身体の疲れも、慢性化した人の身体は翌々日にいちばん疲れを自覚するのですが、これは老人と統合失調症の人にかなり特有だということで、患者さんの座談会にも出てきます。それから、患者さんのスポーツ大会でこれを予言しておきますと、非常に後で喜ばれます。翌々日に疲れを自覚するんです。そのときには周りの人は全然前々日のことと結びつけて理解してくれないので、非常に悲しい、ということです。これも予言します。「身体の疲れは三日で治るよね」です。こういうふうに少し前を懐中電灯で照らすような感じで予言していくことは非常に重要です。

しかし、実感してもらいたいのは「気疲れ」です。「気疲れはいちばん長続きするよね？　なかなか治らないよね？　きみのは三つのうちのどれ？」というと、患者さんは必ず「気疲れ」と答えます（看護師さんもです）。自分の疲れを気疲れだと同定することは、摑みどころのない疲れよりもずっと良いことです。(七三)

【ウナム】「気疲れ」や「身体の疲れ」は、何か作業をしていても日がたてばとれていくが、「頭の疲れ」はボーッとするしかないのでやっかいで、常につきまとっている。

【エピンビ】誰と雑談するときでも深い話をしようとして、お互いしんどくなってしまうことがある。この悪癖は、いまだに形を変えて残っている。深い話は相手には不自然で、こちらも消耗する。

【緒田】人間関係の気疲れを癒やしてくれるのは、天使と本である。一日平均五、六時間読書をするが、頭が疲れることはなく、むしろ活気に満ちてくる。疲れが自覚できないときは、自然な眠りがバランスをとってくれている。

【星礼菜】 若いころは、人前でよく緊張していた。学校のイベントや会社の飲み会など苦痛だった。経験を積んで慣れたのか、現在は緊張するということはあまりない。人に、「あなたがいると気を使う」と言われたことがある。相手を気疲れさせていないかどうかは、進退をかけた問題だった。

実験には失敗というものはない

◆患者がしたいことをたくさん提案する「提案期」がある。この提案を周囲がすぐに実行させると患者は破綻する。医師が「三週間経ってきみの気が変わらなければ僕も口添えしてみよう」というのがよい。提案はその間にほとんど忘れられるが、淘汰されて一つが残ることもある。

このように現実的な一つに絞られてくれば、ひとつ「実験精神」でやろうという。これは「もし、就職先なりグループホームなり何なりの前に行ってイヤーな気がしたらさっさと帰っておいで。後は何とかするから」という。英語の"hunch"、すなわちサリヴァンのいう「意識の辺縁にちらちらするもの」は発病の際には悪魔の役割をしたかもしれないが、今度は天使の役割に回ってもらえる。これまでは、小さなハンチを閉め出す生きかたが今までは大きな不意の、そして破滅を予感させるハンチに圧倒されていたかもしれない。些細な日常のハンチを生かすことが選択を円滑にしてゆく。ハンチの飼い慣らしである。

何かを始める時には、自信を失いやめたくなる日のカレンダーを手で書いて手わたし、「実験に失敗はない」と強調する。ある職場を七日でやめたにしても「七日は続くことがわかったことで実験は成功である」と断定する。やめたくなる日付は、三日目、七日目、四十から五十日目、九十～百日目、三カ月ごと、一年、三年である。これは仏教で喪の作業中に一族が集まって御馳走を食べる日でもある。こういう物差しはたとえこれが自己実現性予言となっても海図が全くないに勝る。たいていの宗教には「次の祭日」がある道理だ。

そのうち、患者はお遊びも試みはじめる。行きつけのコーヒー店や日を決めて海を見に行くとか。そのように患者は「世に棲む」ようになってゆく。友人ができる場合もある。友人の勧める仕事は続くことが多いようだ。何といっても医者は他の職業経験が少ない。[七四]

薬の説明は相手によって、相手の人柄によって重点を変えます。生物学的に説明をするのがいちばん通りやすい方もあります。あるいは「いくつかの薬のうちで効くものがどれかある。それがどれかをぜひ私も知りたいので君は必ず教えてくれたまえ」というのがよい方もあります。これは「実験精神で行こう」ということです。押しつけを嫌う患者も、積極的参加は肯定し、むしろ士気も高まります。服薬も、隔離も、開放病棟も、外出外泊も、リハビリも、就職も皆実験としてやっていることですよね。よく考えると。こちらから実験に参加してくれと求めるのは自然でしょう。[七五]

【ウナム】ずいぶん前に、九月になると野望を抱き、調子を崩すことがあったので、九月の野望には気をつけるようになった。仕事では、水曜日の午後を二時間増やしてみた。これが無理につながるかどうか、実験中だ。

【エピンビ】受付の仕事を実際にやってみて、釣り銭間違いなどはあったが、我慢して続けられることが分かった。精神障がいをテーマにした取材で、実名で新聞に出るかどうかと聞かれたとき、腹をくくった。リスクがあったとしても仕方がないと覚悟した。実際やってみると、イメージでつくった壁は、案外乗り越えられるものだと分かった。

【緒田】「妄想に基づいての行動はいつか破綻を迎える」という教訓を得たことは、実験精神の一つの結果であろう。このときから野望を抱かなくなり、自分ができることだけを実践するようになった。二十八巻の本を読み返すのも実験精神の一つで、病気に立ち向かう力があるか試している。

【星礼菜】「実験精神」は、とても素敵な言葉だと思う。失敗も無駄ではないというその精神を大事にして、新たな実験に取り組みたい。目標は高くとも、そこに至る方法はあると思う。

［第四章　参考文献］
※引用にあたっては、一部中略、加筆、要約した箇所がある。
（一）『［新版］精神科治療の覚書』日本評論社、二〇一四年、一六四頁。
（二）『［新版］精神科治療の覚書』前出、四九頁。

（三）『看護のための精神医学　第二版』山口直彦共著、医学書院、二〇〇四年、六頁。
（四）『日時計の影』みすず書房、二〇〇八年、二三頁。
（五）『徴候・記憶・外傷』みすず書房、二〇〇四年、二二〇－二二一頁。
（六）『こんなとき私はどうしてきたか』医学書院、二〇〇七年、七〇－七一頁。
（七）『こんなとき私はどうしてきたか』前出、八頁。
（八）『こんなとき私はどうしてきたか』前出、一〇頁。
（九）『日時計の影』前出、四頁、『徴候・記憶・外傷』前出、二〇四頁、『[新版] 精神科治療の覚書』前出、四八頁から引用、編集した。
（一〇）『日時計の影』前出、三頁。
（一一）『統合失調症の有為転変』みすず書房、二〇一三年、二〇－二一頁。
（一二）『こんなとき私はどうしてきたか』前出、九－一〇頁。
（一三）『日時計の影』前出、四－五頁。
（一四）『日時計の影』前出、三－四頁と『統合失調症の有為転変』前出、二一頁から引用、編集した。
（一五）『[新版] 精神科治療の覚書』前出、四七頁。
（一六）『日時計の影』前出、八－九頁。
（一七）『[新版] 精神科治療の覚書』前出、一八六頁。
（一八）『こんなとき私はどうしてきたか』前出、一八頁と『日時計の影』前出、九－一〇頁から引用、編集した。
（一九）『日時計の影』前出、九－一〇頁（一部中略した）。
（二〇）『日時計の影』前出、一四頁。
（二一）『こんなとき私はどうしてきたか』前出、七七頁。
（二二）『統合失調症2』みすず書房、二〇一〇年、四〇頁。

（二三）『［新版］精神科治療の覚書』前出、六八頁。
（二四）『［新版］精神科治療の覚書』前出、六九頁。
（二五）『徴候・記憶・外傷』前出、二一九頁と『［新版］精神科治療の覚書』前出、七二頁から引用、編集した。
（二六）『日時計の影』前出、七－八頁。
（二七）『日時計の影』前出、六頁。
（二八）『こんなとき私はどうしてきたか』前出、一四頁。
（二九）『日時計の影』前出、四頁。
（三〇）『［新版］精神科治療の覚書』前出、一六七－一六八頁。
（三一）『こんなとき私はどうしてきたか』前出、三五－三六頁。
（三二）『［新版］精神科治療の覚書』前出、五〇－五一頁。
（三三）『［新版］精神科治療の覚書』前出、一五九－一六〇頁。
（三四）『［新版］精神科治療の覚書』前出、三八－三九頁。
（三五）『徴候・記憶・外傷』前出、二〇八頁。
（三六）『徴候・記憶・外傷』前出、二一一頁。
（三七）『［新版］精神科治療の覚書』前出、一〇〇頁。
（三八）『こんなとき私はどうしてきたか』前出、一六－一七頁。
（三九）『［新版］精神科治療の覚書』前出、四〇－四一頁。
（四〇）『徴候・記憶・外傷』前出、二一二－二一三頁。
（四一）『日時計の影』前出、五頁。
（四二）『［新版］精神科治療の覚書』前出、一七一－一七二頁。
（四三）『日時計の影』前出、五頁。

（四四）『日時計の影』前出、一一－一二頁。
（四五）『［新版］精神科治療の覚書』前出、五三－五四頁。
（四六）『［新版］精神科治療の覚書』前出、五五頁。
（四七）『［新版］精神科治療の覚書』前出、一六八頁。
（四八）『［新版］精神科治療の覚書』前出、五五－五六頁。
（四九）『日時計の影』前出、一八－一九頁。
（五〇）『［新版］精神科治療の覚書』前出、一〇一頁。
（五一）『［新版］精神科治療の覚書』前出、一〇一頁。
（五二）『徴候・記憶・外傷』前出、二二八頁。
（五三）『日時計の影』前出、五－六頁。
（五四）『統合失調症の有為転変』前出、二三頁。
（五五）『こんなとき私はどうしてきたか』前出、一二三－一二四頁。
（五六）『こんなとき私はどうしてきたか』前出、一三一頁。
（五七）『こんなとき私はどうしてきたか』前出、三九－四〇頁。
（五八）『統合失調症の有為転変』前出、二八－二九頁。
（五九）『こんなとき私はどうしてきたか』前出、四〇－四一頁。
（六〇）『こんなとき私はどうしてきたか』前出、四一－四三頁。
（六一）『こんなとき私はどうしてきたか』前出、三三頁。
（六二）『こんなとき私はどうしてきたか』前出、三四－三五頁。
（六三）『徴候・記憶・外傷』前出、二二七頁。
（六四）『日時計の影』前出、一六頁。

（六五）『こんなとき私はどうしてきたか』前出、一二五頁。
（六六）『こんなとき私はどうしてきたか』前出、一二六頁。
（六七）『日時計の影』前出、一一頁。
（六八）『日時計の影』前出、二一頁。
（六九）『日時計の影』前出、二〇頁。
（七〇）『［新版］精神科治療の覚書』前出、三三頁。
（七一）『日時計の影』前出、一六頁。
（七二）『［新版］精神科治療の覚書』前出、一三〇頁。
（七三）『日時計の影』前出、一七－一八頁。
（七四）『統合失調症の有為転変』前出、三二－三三頁。
（七五）『日時計の影』前出、六－七頁。

解説

私の精神科医療への取り組みと中井久夫

医療法人蛣蛉(あきつ)会南信病院　理事長　近藤廉治

はじめに

精神科は他の科と違って正常と異常の間にはっきりと分けられない場合がある。急速に文明化が進むと、社会の仕組みが複雑になり混沌として、正常と異常の間に益々曖昧な病状が増えてくる。そうした症状に対する薬や理学的療法、マニュアルに沿った心理療法もなかなか効かない場合がある。私たちが日常、何気なく振る舞った遊び心や気配り、人付き合いの心得などが思わぬ効果を示す時がある。そうした例を私の経験から拾い出して二、三、ここに紹介したい。何らかの参考になれば、幸いである。

私の診察・面談の姿勢

私の恩師・西丸四方先生は、外来診察以外に机の前で患者さんと面談される姿を見たことがない。普段は常に小さなノートと筆記具を上着か白衣のポケットに入れていて、庭を歩いている時、樹の下のベンチに腰掛けている患者さんを見かけると横に腰掛けて話しかける。話がはずむとノートを取り出して、話の内容を細かな字で書き込むというのが西丸先生の流儀であった。

部屋に呼んで机の前で面談すると患者さんが緊張して、思うように話ができないと気遣われてのことであろう。教室員にその流儀をすすめることや、何故そうするのか説明されたことは一度もない。

教室員には、個室に患者さんを呼んで面談する者もいれば、ナースステーションに呼んで面談する者もいた。個室で面談する医師に対しては、「異性の場合は必ずナースを立ち会わせるように」と注意された。西丸先生が若い頃、同僚の医師が美人の患者さんと個室で一対一で面談していた。その患者さんがある時、その医師に性的イタズラをされたと訴え、問題となったことがあった。悪いことに患者さんが美人であったために、尾ひれがついて、医師はあまり同情されなかった。結局、事なきを得たが、一対一では弁解の仕様がないと、西丸先生はこのことだけは注意された。

話は元に戻す。私は西丸流が性にあったのか、ノートは持たないで、患者さんと病室で話したり、廊下で立ち話をしたりして、そのあらましや要点をカルテに書き込むのを習慣とした。そうすると、女性の患者さんは特にそうであるが、集まって来て井戸端会議が始まって賑やかになる。そんな時は緊張感がとれるのであろう。心の鍵がはずれて他患がいるのに本音が出てくることがある。夫への不満など、医師とだけの面談では話さないことも、井戸端会議では周りに同調者がいて相槌を打ったりするので、同じ悩みの人がいるのだと心強くなって、調子にのってあけすけな話をする。それによって患者さんの心は解放され、医師は診断の材料を得ることになるなど、思わぬ拾いものをする。

強制でない穏やかな看護指導とテレビ問題

南信病院には昭和四十七年八月の開院当初からテレビがなかった。当時、テレビは高価であったので、一年後に経済的に余裕ができたら入れるつもりで屋上にはアンテナを設置しておいた。病院は、保護室は別として、全病棟開放方式（鍵も格子もない）で運営してきた（百床以上の病院で設計の段階から全開放を計画したのは日本で初めて）。社会復帰を目標として、自立・自助・自律（我慢する）・利他（他人への思いやり）を心掛けるよう、目に見えない形で看護指導の指針としてきた。従って、代理行為（家族に代わって買い物・洗濯・金銭の世話をする）を一切やめて、日常生活の主なことは患者さんが自分でするよう指導した。この方法は当初、患者さんにも家族にも評判が悪かった。「南信病院では、何にもしてくれない」と言うのである。しかし半年もするとその不満はなくなった。買い物も自分でする。二人以上なら外出は許可した（事故予防のためである）。テレビがない代わりに、一階ホールならラジオもCDも聞ける。ピンポン台、マージャン、碁、将棋の道具も揃えて、新聞は四紙、月刊雑誌二誌を取っている。二階ホールには面会者のための丸テーブルを囲んで五つの椅子が置いてある。簡単な運動ができる用具を置き、オルガンも自由に使えるようにした。壁側に大きな本棚を備え付け、患者さんの好みに応じて本も揃えた。こうして娯楽設備を徐々に整えたのである。

　こんな訳で患者さんたちは思い思いに自分の好きなことをし、よく話し、コーラスをしたりトランプを楽しんだりするようになった。

　このような光景は、今まで勤めてきた精神科病院で見たこともないので、看護師たちは新発見でもしたように驚いて、これからどのように発展していくか興味を持って観察するようになった。

　ぼつぼつ一年経ってテレビを入れようかと考えていたら、看護師たちから「これまでの精神科病院では、チャンネル争いがあったり、消灯時間以後も見せろと執拗に粘って面倒なことを言ってきたりして困った。第一、患者さんたちはテレビばかり見ていてお互いの会話がないし、トランプや将棋など他の遊びもしない。テレビがないと、こんなにも病棟にも活気が出て賑やかになるものかと驚いているところです。テレビを置くのをやめましょう。患者さんからテレビを欲しいという要求もありませんし。世界に一つくらいテレビのない病院があってもよいじゃありませんか」と言うので、それも一理あると思ってテレビを備えるのをやめて、今日に至っている。患者さんからテレビの要求があるのはオリンピックの時くらいである。その時はよそから持ってきてホールに置くが、開会式の時に興味を持って見るくらいで、他の時は見る人はあまりいない。

　南信病院には広い庭と、円周百メートルくらいの遊歩道があって、患者さんは毎朝四十分庭歩きをする。遊歩道の内側は花壇と菜園である。患者さんたちは、花作りをしたり、サツマイモやトウモロコシを育てたりする。集団生活・共同生活があるので、自然に人付き合い、コミュニケーションの取り方を会得する。他人の気持ちがわかり、自分勝手で不愉快な行為をする患者を見て、「私はあんな恥ずかしいことはしない」と心掛ける(半面教師)こともある。

治療の中で、薬以外の最も大きい効果である。

あっ、Tさんが笑った

テレビがないので、何か変わった娯楽が欲しいだろうと思い、私が時々奇術や「バナナの叩き売り」を演じる。

Tさんという三十歳くらいの男性患者さんがいた。能面のように無表情で、一見して統合失調症と分かるような風貌をしていた。入院以来、話もせず、笑顔もない。家族によると、いつ頃からかはっきりしないが、徐々に喋らなくなり、自発性を失い、笑顔がなくなってきたという。入院して六カ月にもなるのに、誰とも話さず、無表情で笑顔を見せることもないので、患者さんたちの間で「笑わないTさん」と有名になった。

私の演じたもので、バナナの叩き売りは、後でバナナが食べられるので最も人気があって、よくせがまれた。それで、バナナの叩き売りをするとき患者さん二人を助手に頼むが、今度は助手の一人をTさんに頼んだ。

何回も見ているのでちょっと教えただけで要領は心得ている。私がハッピを着てねじり鉢巻きで右手に拍子取りの扇子を持って、バナナの房を山盛りに積んだ台を前にして、左手にバナナの一房を持ち上げて「さあ、このバナナ、たったの五百円だ。まだ買わねぇか、四百円だ」と言いながら、だんだん値を下げていく。手頃の値段と思った時に「買った」と叫んで患者さんが手を挙げる。二、三人一緒に手を挙げると選ぶのに困るので、横にいる助手が一番先に手を挙げた人を指さし、その人が買い手になる。買った人は前に出てきて金を払う仕草をする。その時、Tさんが新聞紙を拡げて、私の渡すバナナを受け取り、買い手に渡す役なのである。

何回も見ていたせいか、手際よくやっていた。顔を見ると真剣な表情でやっているので、ホッとした。

私のセリフがおかしかったのか、患者さんが大笑いした。その時、Tさんが笑い声は立てないがニコリと笑ったのである。それを患者さんが目ざとく見つけて「あっ、Tさんが笑った」と叫んで指差した。患者さんたちは一斉に彼を見て「ほんとだ、ほんとだ」と自然に拍手になった。Tさんを見ると、あの能面のような無表情さが薄れて、笑顔の余韻のような柔和なおもざしが続いていた。これは驚くべきことである。緊張がゆるんで鍵がはずれたという話はよく聞くが、この場合は緊張感が脳の無為鈍威（鈍感）に陥っている場所を刺激して目覚めさせ、笑顔を誘発させたのかもしれない。

その後、能面のような無表情が薄れて、笑顔が見られるようになった。

この変化には面会に見えた家族が驚いた。私はバナナの叩き売りをする度に、いつから始まったのか、その由来を説明してきた。

昭和の始め、世界中が不景気で台湾では特産のバナナが売れず、台湾銀行がつぶれるほどであった。それまで取り引きのあった九州・博多のバナナ商人がなんとかその不況を救おうとバナナの叩き売りを考えて、始めたら、たちまち売れるようになったのである。

博多の叩き売りは歌いながら値下げする流儀である。

五十三次は東海道、昔はカゴで行ったけど、今は開けて汽車、電車。さあ五百三十円だ

どうだ、買わねぇか。さあ、負けたか四十七か

四十七士の面々は、雪のチラチラ降る晩に吉良の邸へ乱入す

さあ四百七十円だ。まだ買わねえか……

と、歌いながら値下げするのである。

叩き売りが関東に伝わって、東京では独自の演り方が発達した。「男はつらいよ」の寅さんの演じる啖呵売といって、啖呵調の乱暴な口ぶりで売るのである。

「さあ、この一房、こんなにあってたったの五百円だ。まだ買わねえ、三百円だ。まだ買わねえ、この貧乏人、大まけにまけて百円だ。まだ買わねえ、五十円だ、持ってけ、この泥棒」といった調子で、客との乱暴な言葉のやり取りが面白くて大変な人気である。

ちょっと説明が長すぎたが、叩き売りの雰囲気を知っていただくために紹介した。

話を元に戻す。

Tさんが外泊したとき、バナナの叩き売りの助手をしたこと、叩き売りの由来や発生の地が博多

であることなどを嬉しそうに話したらしい。お姉さんは「弟があんなに嬉しそうに、あんなに喋るなど予想しなかった。弟の話で博多が印象にあったので、九州出張の折に博多に寄って、博多名物を買ってきました」と、お土産をいただいた。

Tさんはその後、表情も和んで、時々笑顔も見せて、少しずつ話をするようになった。外勤作業に出たり、院内からデイケア訓練したりして、退院した。

現在、協力作業場で休むこともなく、何とか働けている。

中井久夫先生と患者さんの交流

平成十四年頃だったと思う。三月始めに中井先生からお手紙をいただいた。「四月に高遠の桜を見たいから、家内と二人で出掛けたい。ついては、南信病院の病室に泊まりたい」という内容であった。中井先生は南信病院に興味と好意を持っていてくださる方で、その方が病室に泊まりたいなどは大歓迎で、早速OKの返事を差し上げた。

自分の勤めている病院ならともかく、よその病院の病室に夫婦で泊まるなど余程の理解と信頼と好奇心がなければ考えられないことで、私は先生の発想に感動した。

南信病院にはうつ病予防のための特別室が九室ある。特別室といっても、バス・トイレ付きで広いが、質素でホテルのような豪華さはない。幸い、先生ご夫妻は気に入ってくださって、翌日から花見をしたり、南信病院の公開講座で講演をしてくださったりで、四泊五日過ごされた。

先生は西丸先生同様、患者さんがお好きで、食事は部屋でされるが、空いた時間はホールで患者さんと談笑しておられた。奥様がご一緒のことも多かった。

南信病院には、患者さんが自発的に考えた行事があった。一つは南信新聞発行で、院長への要求や感想など、患者さんの投稿したものが載るのである。「なぜ女性は禁煙なのか」とか「喫煙室の臭いが漏れてきている。不愉快だから全館禁煙にしろ」とか様々な記事が載る。中井先生は大変な興味を持って、南信新聞の古いものから新しいものまで読んで、「これはいいですね。こうしたことが精神科病院で行われれば、ガス抜きになって患者さんの安定に役立つのではないですか」と称賛してくださった。

もう一つの行事は、夕食後六時半から患者さんの有志が集まって院内を回る、火の用心である。二列に並んで「マッチ一本火事の元、ヨイヨイ」と声を上げながら、一階のホールを出発して一階廊下、二階の廊下を一周して元のホールに戻り、輪になった内側に向かって片手を差し出し「あした」と声と共に手を高くあげて終わるのである。また明日という意味である。この行事にも中井先生は参加されて、その雰囲気に関心しておられた。

短期間のうちに患者さんに溶け込まれたのは、流石である。

先生が帰られる時、患者さんたちが皆でお見送りするほど親しくなったのである。

先生が帰られた後、患者さんたちが私に「あの方はどういう方ですか」と聞くので、「あの方は、日本は元より外国にまで知られた精神科の偉い先生です」と教えたら、「偉い先生なのですね。そんな偉い先生とお付き合いがあるのだから、先生も偉いんですね」と言うから、「皆さんは私を尊敬しないが、偉いんですよ。見直してください」と言った。患者さんたちは「尊敬します。明日から先生に会ったら、最敬礼します」と言うので、「ぜひ、そうしてください」と言って別れた。翌日になったら、最敬礼どころか、いつもどおり「やあ、こんにちは」であった。

おわりに

本論に紹介した井戸端会議や、バナナの叩き売りが思いがけない効果を生んだ。偶然のことからテレビを置かなかったために、南信病院独特の看護方針を作り、精神科病院らしくない和やかな雰囲気を醸し出した。

中井先生が短期間のうちに患者さんと親しい関係になったが、こうした姿勢が精神科医には必要なのである。もともとの性格というものもあろうが、心掛けることが大事である。

■著者略歴

中井久夫（なかい・ひさお）

1934年奈良県生まれ。京都大学医学部卒業。神戸大学名誉教授。精神科医。著書に『中井久夫著作集―精神医学の経験』全6巻別巻2（岩崎学術出版社、1984-91年）、『家族の深淵』（みすず書房、1995年）、『統合失調症』全2巻（みすず書房、2010年）など多数。他に文学、詩、絵本など幅広い分野で、英語、ギリシア語、フランス語、ドイツ語などの翻訳書がある。
2013年文化功労者に選ばれた。

中井久夫と考える患者シリーズ3

統合失調症は癒える

二〇一七年十月十七日　第一刷発行

編　者　中井久夫と考える患者制作委員会
監修・解説　中井久夫
発行者　川畑善博
発行所　株式会社 ラグーナ出版
〒八九二－〇八四七
鹿児島市西千石町三－二六－三F
電　話　〇九九－二一九－九七五〇
ＦＡＸ　〇九九－二一九－九七〇一
URL http://lagunapublishing.co.jp
e-mail info@lagunapublishing.co.jp

装丁　鈴木巳貴

印刷・製本　シナノ書籍印刷株式会社
定価はカバーに表示しています
乱丁・落丁はお取り替えします
ISBN978-4-904380-54-3　C3047